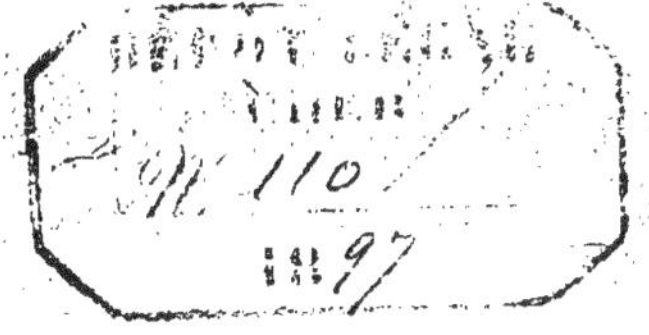

BAZY

MALADIES

DES VOIES URINAIRES

EXPLORATION, TRAITEMENTS D'URGENCE

DEUXIÈME ÉDITION

MASSON ET Cⁱᵉ

GAUTHIER-VILLARS ET FILS

ENCYCLOPÉDIE SCIENTIFIQUE DES AIDE-MÉMOIRE

ENCYCLOPÉDIE SCIENTIFIQUE

DES

AIDE-MÉMOIRE

PUBLIÉE

SOUS LA DIRECTION DE M. LÉAUTÉ, MEMBRE DE L'INSTITUT

N° 12 B₂.

ENCYCLOPÉDIE SCIENTIFIQUE DES AIDE-MÉMOIRE

PUBLIÉE SOUS LA DIRECTION

DE M. LÉAUTÉ, MEMBRE DE L'INSTITUT.

MALADIES

DES

VOIES URINAIRES

URÈTRE — VESSIE

EXPLORATION
TRAITEMENTS D'URGENCE

PAR

P. BAZY

Chirurgien de l'hôpital Tenon
Membre de la Société de Chirurgie

DEUXIÈME ÉDITION

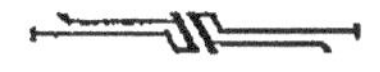

PARIS

MASSON ET Cie, ÉDITEURS,	GAUTHIER-VILLARS ET FILS,
LIBRAIRES DE L'ACADÉMIE DE MÉDECINE	IMPRIMEURS-ÉDITEUR
Boulevard Saint-Germain, 120	Quai des Grands-Augustins, 55,

(Tous droits réservés)

L'Aide-Mémoire des Maladies des Voies Urinaires forme deux volumes :

I. Exploration. Traitement d'urgence.
II. Séméiologie.

Chacun est vendu séparément.

AVANT-PROPOS

L'importance d'un diagnostic précis dans les maladies des voies urinaires est telle qu'il suffit de la signaler pour être écouté et compris ; là, plus que partout ailleurs peut-être, une erreur est susceptible d'entraîner les plus graves conséquences.

Ces maladies sont, en outre, de celles qui nécessitent des opérations d'urgence, c'est-à-dire des opérations que tout médecin peut être appelé à pratiquer. Dans la rétention d'urine, par exemple, si douloureuse, réclamant une si prompte intervention, un praticien instruit et attentif peut, dans la grande majorité des cas, porter très-facilement secours au malade ; mais, à une condition, c'est qu'il sache reconnaître exactement les causes de la rétention, par conséquent qu'il possède à fond la pratique du cathétérisme explorateur de l'urètre.

Du reste, qu'il veuille évacuer la vessie, qu'il veuille en faire l'exploration, qu'il cherche à interpréter certains symptômes urinaires tels que difficultés, douleurs dans la miction, écoulements de pus, de sang, etc., le médecin aura accompli la moitié, même les trois quarts de sa tâche, dès qu'il possèdera la connaissance parfaite du canal de l'urètre, avec ses dimensions et ses diverses particularités.

Dans cet Aide-Mémoire, j'exposerai donc :

Les divers procédés d'exploration de l'urètre et de la vessie ;

Le cathétérisme thérapeutique soit urétral, soit vésical ;

Certaines questions de thérapeutique relatives à la vessie.

Je prendrai cette étude au point de vue physique et mécanique ou instrumental, si je puis m'exprimer ainsi ; je traite dans un autre Aide-Mémoire, tous les détails de la symptomatologie (¹).

Mais, avant d'aborder le sujet, j'ai cru devoir le faire précéder de quelques considérations d'anatomie chirurgicale qu'il est nécessaire d'avoir présentes à l'esprit pour bien saisir les descriptions cliniques.

(¹) Ce second volume est intitulé : *Séméiologie* ; il résume tout ce qui a trait à la symptomatologie et au traitement que comportent les différents symptômes et accidents urinaires.

CONSIDÉRATIONS ANATOMIQUES

URÈTRE — VESSIE

I. — Chez l'*homme*, le canal de l'urètre, à partir
du méat, occupe la face inférieure de la verge,
entouré de tissu spongieux, logé dans l'angle
rontrant que forme l'accolement des deux corps
caverneux ; libre dans la portion pénienne, il
s'appuie bientôt à la paroi inférieure du bassin
pour se recourber sous la symphyse du pubis ;
passe à travers l'aponévrose moyenne du périnée
ou ligament de Carcassonne ; s'entoure d'un tissu
musculeux à fibres striées qui, dans l'étendue
d'un centimètre, constitue la portion membraneuse ; traverse ensuite la prostate obliquement
ou plutôt en laissant (même chez le vieillard),
derrière et en-dessous de lui, la plus grande
partie de la glande ; et enfin s'abouche dans la
vessie ; avant d'entrer dans le petit bassin, il présente à sa paroi inférieure un renflement de son
tissu spongieux qui porte le nom de *bulbe*.

D'après ce trajet, on peut donc diviser l'urètre en trois parties :

la portion spongieuse

    //   membraneuse

    //   prostatique.

L'urètre n'a pas le même *calibre* dans toute son étendue : certains points sont normalement rétrécis, d'autres élargis ; ou mieux, certains points sont plus extensibles, d'autres le sont moins. Le méat et la région située au niveau du passage dans le ligament de Carcassonne, appelée *collet du bulbe*, sont des points rétrécis ; il existe aussi un léger resserrement à la racine de la verge. La partie correspondant au bulbe, en avant du ligament de Carcassonne, est une région facilement extensible et élargie.

Les parois de l'urètre sont accolées l'une à l'autre : dans la plus grande partie de leur étendue, en quelque sorte *passivement*, par la mise en jeu de leur élasticité ; en deux points, *activement*, par l'action d'un vrai sphincter dont la tonicité, constamment tenue en éveil, ferme le canal et empêche l'urine de sortir de la vessie. Ces deux points sont la *portion membraneuse* ou *musculeuse* et le *col de la vessie* ; mais, tandis que le col vésical est constitué par du muscle à fibres lisses, soustrait à l'empire de la volonté et se relâchant sous l'influence d'excitations inconscientes parties du réservoir urinaire plus ou moins distendu, le sphincter membraneux est un muscle strié, un muscle volontaire dont la mise en jeu permet de surmonter le besoin d'uriner qui, d'après Küss, serait dû au passage de l'urine dans la portion prostatique et à son contact avec le sphincter urétral.

On a beaucoup discuté sur le diamètre et la longueur de l'urètre.

J'ai dit plus haut ce que l'on doit entendre par *diamètre* ; c'est plutôt *dilatabilité* qu'il faut dire, du moins au point de vue chirurgical.

Cette dilatabilité de l'urètre serait différente, d'après les auteurs de divers pays. En Amérique, on enseigne, d'après Otis et Bigelow, que l'urètre normal peut recevoir des instruments correspondant aux n°s 31 et 32 de la filière Charrière ; en France, tout en admettant que certains canaux peuvent donner passage, sans déchirure, à des sondes n° 30, on estime que des instruments n°s 26 et 27 sont amplement suffisants.

La *longueur* de l'urètre est variable suivant les individus, ce qui explique les différences dans les chiffres moyens donnés par les auteurs. Du reste, cette considération de longueur n'a guère d'importance, qu'en ce qui concerne la prostate, dont la mensuration indiquera l'état normal (3 centimètres à 3 centimètres et demi de longueur) ou pathologique ; car le siège des autres lésions du canal est généralement déterminé par d'autres procédés. Cependant, il faut savoir, pour le choix des sondes, que certains canaux pathologiques vont jusqu'à mesurer 3o centimètres de longueur, la verge étant revenue sur elle-même ([1]) ; il en résulte que, dans certains cas, des sondes de 4o centimètres de longueur seront nécessaires.

Au point de vue chirurgical, le canal de l'urètre peut être divisé en deux parties : urètre dit *antérieur* et urètre dit *postérieur* ; le premier, facilement et directement accessible par le doigt et les instruments, est aussi l'urètre *superficiel*, le second, situé dans le petit bassin, l'urètre *profond* ou pelvien.

Cette division chirurgicale est, du reste, en rapport avec les divisions purement anatomiques, puisque l'urètre antérieur correspond à la portion spongieuse, l'urètre postérieur à la portion prostatique du canal, réunies l'une à l'autre par la portion membraneuse ou musculeuse ; celle-ci constitue le sphincter urétral, vrai sphincter volontaire de la vessie, ainsi que Küss l'a démontré depuis longtemps. C'est pourquoi j'aime mieux appeler ces deux divisions de l'urètre, l'urètre *prémembraneux* ou *avant-canal* et l'urètre *rétro-membraneux* ou *arrière-canal*.

([1]) Guyon et Bazy. — *Atlas des Maladies des Voies urinaires.*

L'existence de ce sphincter constitue un point de repère précieux pour l'appréciation du siège des lésions. En effet, toute la portion de l'urètre qui est en avant de lui est accessible au doigt qui, touchant par l'extérieur, peut suivre la marche d'un instrument introduit dans le canal et déterminer le point exact où il se trouve, sans qu'il y ait besoin de mensuration. Cette portion a été divisée, pour la commodité des descriptions, en plusieurs régions : région *naviculaire*, région *pénienne*, région *scrotale*, région *périnéale* ou *périnéo-scrotale*.

Les épanchements sanguins ou purulents, dont le point de départ sera dans l'urètre prémembraneux, s'écouleront au dehors naturellement et d'une façon continue ; ceux qui se feront dans l'urètre rétro-membraneux, ne pourront s'écouler qu'en entr'ouvrant le sphincter, donc d'une manière intermittente, par une sorte de miction ou d'éjaculation.

L'urètre profond est, lui aussi, accessible au doigt, du moins dans une certaine partie de son étendue. Le doigt, introduit dans le rectum, pourra explorer la portion membraneuse dont le peu d'épaisseur permettra de sentir les instruments qui y cheminent, et aussi la région prostatique, toutes les fois que la prostate ne sera pas hypertrophiée ou, du moins, ne ser apas notablement augmentée de volume.

Les rapports de la portion membraneuse de l'urètre et de la prostate méritent d'être signalés (*fig.* 1).

Anatomiquement, comme on peut le voir sur une coupe verticale antéro-postérieure, le rectum

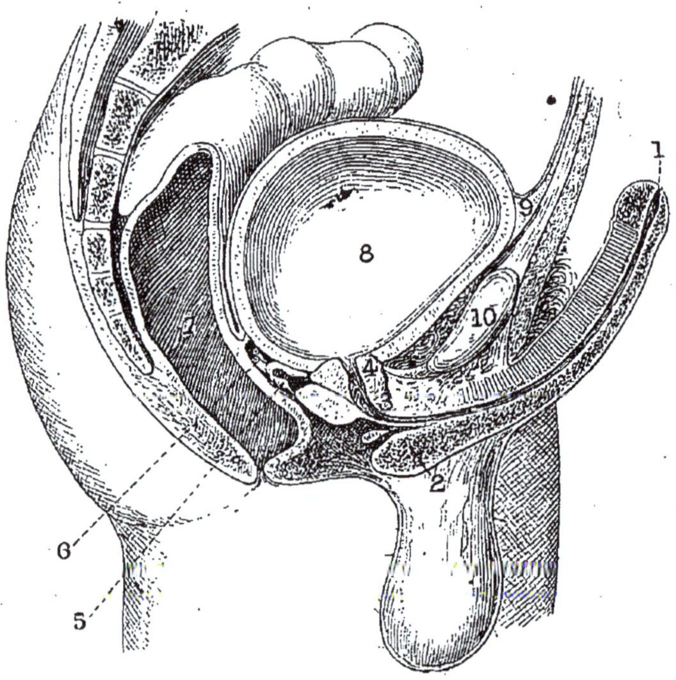

Fig. 1. — *Coupe médiane antéro-postérieure du bassin, montrant les rapports des organes génito-urinaires.*

1. Fosse naviculaire ; 2. Bulbe ; 3. Portion membraneuse ; 4. Portion prostatique ; 5. Vésicules séminales ; 6. Canal déférent et uretère ; 7. Rectum ; 8. Vessie à moitié distendue ; 9. Cavité de Retzius ; 10. Pubis.

est séparé de l'urètre par une espace triangulaire dont la base répond aux téguments de la région périnéale, le sommet au bec de la prostate, les deux côtés étant formés en avant par l'urètre, en arrière par le rectum. Il semblerait, d'après ces rapports, que la partie la plus profonde de la portion membraneuse de l'urètre peut seule être explorée par le toucher rectal ; mais, en réalité, la base du triangle, immédiatement en avant de l'anus, se laisse facilement déprimer et le toucher de la portion membraneuse est facile dans toute son étendue.

Tandis que la prostate est en rapport immédiat avec le rectum, la vessie en est séparée par le repli péritonéal appelé cul-de-sac vésico-rectal, dont la profondeur varie suivant l'état de vacuité ou de replétion de la vessie ; c'est ainsi qu'il arrive presqu'à la base de la prostate, lorsque le réservoir urinaire est vide.

Quoi qu'il en soit, la vessie se mettant en rapport avec le rectum par le trigone et par son bas-fond, peut être explorée par le toucher rectal, et cela, d'autant plus facilement qu'elle sera plus distendue.

C'est par ce mode d'exploration qu'on arrive à dépister, chez beaucoup de sujets âgés se plaignant de troubles urinaires, des stagnations d'urine, dites rétentions incomplètes ; la vessie se développe du côté du petit bassin et non vers la paroi abdominale antérieure, de sorte que la région sus-pubienne peut être plate et sonore avec une vessie contenant 200 grammes d'urine, cette urine restant dans un bas-fond qui s'est formé à la partie inférieure de la vessie. Nous verrons que, dans ce cas, la palpation bi-manuelle, puis le cathétérisme, peuvent seuls conduire au diagnostic.

Les rapports de la vessie avec la paroi abdominale antérieure ont beaucoup occupé les chirurgiens, à l'époque où ont recommencé les essais de taille hypogastrique, c'est-à-dire il y a une quinzaine d'années.

Actuellement, on s'en occupe moins, d'une part, parce que l'on sait mieux refouler le péritoine pour en éviter la blessure dans la taille, d'autre part, parce qu'on en craint moins la blessure.

Il faut savoir que le péritoine est d'autant plus rapproché de la symphyse pubienne que la vessie est plus vide (à moins qu'une péricystite ne lui ait fait contracter des adhérences).

D'où le conseil, longtemps suivi, de distendre la vessie quand on fait la taille hypogastrique, afin d'éloigner le péritoine de la symphyse. Ce précepte est bon, car il facilite la taille hypogastrique, mais il n'est nullement nécessaire ; on peut trouver la vessie, facilement, sans l'injecter et la distendre, le péritoine étant facile à décoller de la symphyse pubienne. Du reste, pour peu que la vessie soit intolérante, comme dans les tentatives de distension, elle a pu être rompue, je conseille de ne pas recourir à cette pratique.

II. — Chez la *femme*, l'urètre et la vessie sont en rapport avec le vagin, de telle sorte qu'ils peuvent être explorés facilement l'un et l'autre par le toucher vaginal et la palpation bi-manuelle.

L'intimité de ces rapports et la facilité avec laquelle on dilate le vagin font qu'on peut facilement aborder la vessie par cette voie, et l'inciser en faisant la taille vésico-vaginale, soit pour extraire des calculs ou des corps étrangers, soit pour créer une fistule dans les cas de cystite douloureuse.

La brièveté de l'urètre et sa facile dilatabilité permettent de pratiquer le toucher direct de la vessie : circonstance éminemment favorable pour le diagnostic des lésions obscures de cet organe.

Les rapports de la face antérieure de la vessie avec le péritoine et la paroi abdominale antérieure sont les mêmes que chez l'homme.

CHAPITRE PREMIER

—

MOYENS D'EXPLORATION

L'examen de l'urètre, comme celui de la vessie, se fait :

> de dehors en dedans,
> de dedans en dehors ;
> par la vue et le toucher extérieurs,
> par la vue et le toucher intérieurs.

A. — La vue et le toucher extérieurs comportent l'examen, avec l'œil et le doigt, des portions du canal correspondant aux régions accessibles à la vue : pénienne, scrotale, périnéale ; le toucher extérieur comporte aussi le toucher rectal et la palpation bi-manuelle.

B. — La vue et le toucher intérieurs comprennent le cathétérisme explorateur de l'urètre ; le cathétérisme explorateur de la vessie ; enfin, l'endoscopie.

I

EXPLORATION EXTÉRIEURE

—

URÈTRE — VESSIE

1. Vue. — Un simple examen indique s'il existe : une étroitesse du prépuce ou du méat, congénitale ou acquise ; quelque tuméfaction des bourses et du périnée ou de la région pubienne, comme on peut l'observer dans l'affection dénommée à tort infiltration d'urine et qu'il faut désormais appeler phlegmon diffus périurétral ou para-urétral, ou dans les abcès dits urineux et mieux dénommés péri-urétraux, puisque souvent ils ne laissent pas passer une goutte d'urine ; une saillie plus ou moins globuleuse du bas-ventre, comme dans la rétention d'urine ; des fistules, etc.

2. Toucher extérieur. — Le doigt promené tout le long du canal permet de percevoir ; des nodosités péri-urétrales ; des viroles cicatricielles plus ou moins étendues ; des indurations qui accompagnent si souvent les rétrécissements, surtout ceux de la portion pénienne ; des petits abcès peu accessibles à la vue. C'est le *toucher extérieur* proprement dit.

L'examen de la partie pelvienne du canal peut se faire, lui aussi, directement, à l'aide du *toucher rectal* qui permet : d'explorer la portion membraneuse, la portion prostatique, la prostate, les vésicules séminales ; de constater les changements de forme, de volume, de consistance résultant de l'hypertrophie, du cancer, des tubercules, des abcès prostatiques, changements qui, avec les troubles fonctionnels, peuvent faire diagnostiquer la nature exacte des accidents à combattre.

La *percussion*, qui n'est qu'une forme du toucher, est aussi d'un précieux secours, en permettant de constater, dans quelques cas, l'état de réplétion de la vessie et d'en déterminer les limites. Mais, il faut bien savoir que les résultats qu'elle fournit peuvent être erronés et ne sont nullement comparables à ceux que donne la palpation bi-manuelle. En effet, chez les sujets gras, la matité abdominale est parfois telle qu'il est bien difficile de savoir s'il existe une matité vésicale, et, dans le cas où elle existerait, à quel point précis elle commence ; par contre, même avec une vessie qui ne se vide pas, il est d'expérience journalière qu'il peut y avoir, au niveau de l'hypogastre, une zone de sonorité trompeuse due : soit à la distension des intestins par des gaz ; soit, ce qui est plus fréquent, à ce que la vessie se développe plutôt du côté du petit bassin, par son bas-fond comme dans les stagnations à marche lente, que du côté de la paroi abdominale, par son sommet.

On peut aussi *rechercher* la *fluctuation* au niveau de l'hypogastre ; mais elle n'existe pas ou existe peu avec les vessies fortement distendues, n'étant perceptible, dans ces derniers cas, que lorsque, l'évacuation se faisant, la distension devient moindre.

3. Palpation bi-manuelle. — C'est la combinaison du toucher rectal ou vaginal avec le palper hypogastrique.

La condition essentielle pour une bonne exploration bi-manuelle, est le relâchement musculaire, surtout celui de la paroi abdominale, car la palpation est impossible avec une paroi contractée.

Pour obtenir ce relâchement il faut :

Bien placer le malade ; le corps étendu sur un plan horizontal, la tête appuyée, les épaules basses, le siège relevé, les cuisses légèrement fléchies sur le bassin.

Procéder aux manœuvres avec une extrême douceur, tant du côté du rectum que du côté de l'hypogastre ; le doigt doit être introduit dans le rectum lentement, progressivement, ayant été au préalable bien graissé avec de la vaseline, ainsi que le pourtour de l'anus, ce qui est le meilleur moyen, tout en se protégeant contre une infection, d'éviter des douleurs au patient.

Si l'on ne pouvait obtenir le relàchement, il ne faudrait pas hésiter, dans certaines circonstances, à administrer le chloroforme.

Le malade, je suppose un homme, étant mis dans la position indiquée, on introduit l'index d'une main dans le rectum ; l'autre main presse, avec la plus grande modération, sur l'hypogastre et déprime lentement la paroi abdominale, profitant d'un mouvement d'expiration pour s'enfoncer davantage ; de la sorte, la vessie se trouve prise entre l'index d'une main et les doigts de l'autre main apposés à plat. Le côté droit, la ligne médiane, le côté gauche sont ainsi explorés, le doigt placé dans le rectum suivant les mouvements de la main extérieure. Quand une saillie se présente, on s'efforce d'en suivre les contours et de les déterminer ; on cherche la fluctuation ; on utilise aussi le ballottement, comme dans l'exploration des organes génitaux chez la femme. Le plus souvent, les renseignements ainsi obtenus sont féconds pour le diagnostic ; mais, il faut bien savoir que chez quelques sujets obèses, chez d'autres à parois résistantes, chez les nerveux, les pusillanimes, les résultats peuvent être nuls ; c'est alors qu'on peut administrer le chloroforme, s'il y a lieu.

Toutes les considérations qui précèdent sont applicables à la femme, chez laquelle on emploie le toucher vaginal au lieu du toucher rectal.

Le toucher vaginal chez la femme donne des résultats plus nets, car l'épaisseur des tissus est moindre. De plus, il permet souvent de sentir les uretères, pour peu qu'ils soient augmentés de volume. L'uretère *malade* se présente sous la forme d'un cordon plus ou moins dur, plus ou moins régulier, d'un volume variable depuis celui d'une plume d'oie jusqu'à celui d'un gros porte-plume, de consistance plus ou moins ferme, dirigé presque d'avant en arrière, à une petite distance du bord du col utérin ; il se perd, en arrière, dans la profondeur du cul-de-sac latéral, en avant, se perd insensiblement, à une petite distance, quand la vessie est vide, du col de la vessie, il est en général assez sensible, quelquefois douloureux à la pression.

On peut être amené à pratiquer la palpation bi-manuelle, la vessie se trouvant dans des conditions différentes et même opposées, c'est-à-dire, suivant que le malade urine ou n'urine pas.

a) L'absence de miction peut tenir à l'*anurie* ou à la rétention d'urine dans les uretères et les reins, ou bien à la *rétention* d'urine dans la vessie.

Dans le premier cas, dans la palpation bi-manuelle, les doigts des deux mains se rencontrent sans autre interposition que les parois abdominale, vésicale et rectale (ou vaginale).

Quand il y a rétention vésicale, au contraire, cette palpation permet de sentir le globe vésical plus ou moins distendu, par conséquent plus ou moins volumineux et résistant; il en est de même quand le malade urine, mais par regorgement, quand il y a stagnation avec distension.

Ce procédé d'examen a d'ailleurs, dans certaines circonstances, une importance capitale au point de vue du diagnostic de la rétention : lui seul permet de reconnaître ces cas de stagnation d'urine, dans lesquels le développement de la vessie se fait surtout du côté du petit bassin, dans lesquels la vessie, au lieu de se mettre en contact avec la paroi abdominale antérieure, reste dans l'excavation et, par suite, est presque inaccessible, ou du moins ne donne que des renseignements incertains à la palpation hypogastrique. La palpation bi-manuelle fournit alors des indications au cathétérisme et peut en démontrer la nécessité.

b) Lorsque le malade urine et qu'il n'y a pas rétention, la vessie doit être explorée *vide* ; il faut donc, avant l'examen, faire uriner le malade, ou, s'il ne le peut pas, pratiquer le cathétérisme qui est explorateur en même temps qu'évacuateur, puisqu'il permet de constater si réellement la vessie se vide spontanément ou non d'une manière complète.

La vessie vide et saine ne donne lieu à aucune tumeur derrière le pubis ; si donc la palpation bi-manuelle atteste, en cette région, la présence d'une tumeur, c'est qu'il existe un néoplasme.

Ce néoplasme peut être extra-vésical ou intra-vésical. Les néoplasmes extra-vésicaux (il ne s'agit pas évidemment ici d'abcès de la cavité de Retzius) peuvent être les tumeurs utérines, ou juxta-utérines, kystes dermoïdes ou autres refoulant la vessie en avant, l'isolant et paraissant en prendre la place. Le cathétérisme de cette vessie nécessitant un fort abaissement du pavillon de la sonde, permettra de faire le diagnostic. Les tumeurs de la cavité de Retzius sont rares.

Les tumeurs de l'intestin avoisinant la vessie peuvent en imposer aussi ; mais, l'absence de tout trouble vésical antérieur, l'absence d'hématurie, de douleurs, etc., guidera vite et empêchera le diagnostic d'errer.

La palpation simple permet quelquefois de sentir une tumeur de l'hypogastre, tantôt à gauche, tantôt à droite. La possibilité de pouvoir sentir une tumeur par la palpation abdominale simple, suffit, a-t-on écrit, pour éliminer l'idée d'un néoplasme de la vessie. J'ai vu plusieurs tumeurs de la vessie facilement accessibles par la palpation abdominale, une entre autres notamment, quand j'étais chirurgien de l'hospice de Bicêtre, à l'opération de laquelle mon maître et ami, M. Ch. Monod, m'avait fait l'honneur d'assister.

Les phénomènes vésicaux qui accompagnent ces néoplasmes ne laissent aucun doute sur leur siège.

Les néoplasmes sont, en général, latéraux plutôt que médians, et, par cela même, leur diagnostic est facile.

Mais, si la saillie est douloureuse, nettement globuleuse, bien médiane, on peut hésiter entre une cystite interstitielle avec péricystite, un calcul volumineux, une hypertrophie énorme de la prostate.

Cette dernière hypothèse s'élimine d'elle-même, le doigt introduit dans le rectum déterminant tout de suite l'état de la prostate.

La cystite interstitielle avec hypertrophie des parois vésicales et péricystite est une maladie chronique, les signes de cystite datent déjà de longtemps, les urines sont purulentes, la tumeur est exactement médiane et immobile ; il n'existe pas d'hématuries aussi persistantes et aussi abondantes que dans les cas de néoplasme.

Dans ce dernier cas, la tumeur, plus ou moins

volumineuse, est toujours ou presque toujours latérale, ou tout au moins plus développée d'un côté que de l'autre ; elle s'accompagne d'hématuries caractéristiques qui permettent d'affirmer un néoplasme, alors même que le doigt ne peut sentir de tumeur.

L'absence de tumeur à la palpation bi-manuelle, chez un hématurique jeune, avec des hématuries ayant les caractères des hématuries néoplasiques ([1]) permet de diagnostiquer néanmoins un néoplasme et ce néoplasme est un papillôme, c'est-à-dire une efflorescence de la muqueuse, une tumeur facilement curable par une opération radicale ainsi que je l'ai proposée dès 1883, dans mon mémoire sur l'intervention chirurgicale dans les tumeurs de la vessie (*Annales des maladies des organes genito-urinaires*, 1883).

Il n'en serait pas de même chez un prostatique à prostate volumineuse. Celle-ci peut saigner abondamment, de façon à faire croire à une tumeur de la vessie ; or, la palpation bi-manuelle ne permet pas de trouver de tumeur ; mais, le fait de trouver une grosse prostate doit rendre circonspect et faire penser à une hémorrhagie de cause prostatique.

---

[1] P. BAZY. — *Maladies des voies urinaires*. t. II, *Séméiologie* : Hématurie, p. 186.

Il est parfois utile d'explorer la vessie *demi-pleine* : c'est ainsi que, dans un cas, j'ai pu, en faisant ballotter une tumeur dans une vessie à demi-remplie, affirmer que cette tumeur était pédiculée ; en effet, du volume d'un œuf de poule, elle s'implantait par un pédicule gros comme un fort fil.

En somme, la palpation bi-manuelle, faite avec le soin et l'attention qu'elle comporte, est une méthode d'exploration qui peut fournir des renseignements extrêmement précieux pour le diagnostic, si précieux même qu'il ne faut jamais s'abstenir d'y avoir recours.

II

EXPLORATION INTÉRIEURE

—

URÈTRE

Dans ce chapitre, après avoir exposé la conduite à tenir avant tout cathétérisme, j'étudierai le cathétérisme explorateur de l'urètre normal, de l'urètre rétréci, de l'urètre avec spasme et fausses routes, avec hypertrophie prostatique et autres conditions pathologiques telles que traumatismes et calculs.

I. CATHÉTÉRISME

PRÉCAUTIONS PRÉALABLES

Le cathétérisme, pour être pratiqué sans dangers, exige certaines précautions préalables :

L'asepsie des instruments dont on fera usage; l'asepsie, aussi complète que possible, et au moins l'antisepsie, du canal de l'urètre et de la vessie.

1. Asepsie des instruments. — Suivant les instruments, suivant les moyens dont on dispose, cette asepsie peut être obtenue de différentes façons.

A. Instruments métalliques. — Les instruments métalliques peuvent être aseptisés par :

> l'étuve,
> l'ébullition,
> le flambage.

Tous ces moyens sont également bons, ils sont si simples, tout au moins les deux derniers, qu'il n'est pas nécessaire de recourir à d'autres.

B. Instruments non métalliques. — Les procédés à employer diffèrent suivant la substance avec laquelle ces instruments ont été fabriqués.

1° *Sondes en caoutchouc rouge.* — Leur asepsie se réalise par :

> l'ébullition ;
> le séjour prolongé, pendant une demi-heure au moins, dans une solution non alcoolique de sublimé dosée à 1 pour 1000.

Ce sont là des moyens à la portée de tous et très simples ; mais, je dois faire une recommandation importante : si on se sert de sublimé, il faut laver la sonde dans de l'eau boriquée ou de l'eau bouillie, avant de l'introduire dans le canal ; l'oubli de cette précaution pourrait avoir de sérieux inconvénients et, en particulier, celui d'entraîner une urétrite violente avec tuméfaction de la muqueuse, de rendre le canal plus vulnérable, plus sensible à l'influence microbienne, c'est-à-dire de conduire à un résultat opposé à celui qu'on voulait obtenir.

2° *Sondes en gomme*. — La désinfection de ces sondes est moins simple. Autrefois, une sonde en gomme exposée à la chaleur devenait molle, son enduit fondait et cette fusion rendait sa surface irrégulière ; exposée à l'eau, son vernis se laissait imbiber, se boursoufflait, elle devenait rugueuse et il était impossible de s'en servir. Aujourd'hui, les fabricants sont parvenus à leur faire mieux supporter la chaleur et l'humidité, de sorte que l'on pourrait les aseptiser par : l'étuve sèche ; l'ébullition ; le procédé de M. Alapy qui consiste à envelopper chacune des sondes dans du papier à filtrer et à les mettre dans des tubes de verre qu'on soumet à l'action de la vapeur d'eau à 100° pendant 20 minutes ; le procédé le plus simple actuellement est l'asepsie par le formol que nous avons employé simultanément, le Dr Janet et moi (en collaboration avec mon interne Claisse).

Pour cela, il suffit de mettre dans un bocal on un récipient qu'on puisse fermer hermétiquement du coton hydrophile imbibé de formol ; par dessus, on met une gaze à trame lâche et un peu épaisse pour empêcher le contact des sondes. On les laisse vingt-quatre heures ou simplement douze heures en contact avec les vapeurs de formol : on les en retire et on les met dans des boîtes aseptiques et bien fermées. Avant de s'en servir, prendre la précaution de les laver pour enlever l'excès de formol, de les laver à l'eau aseptisée, à moins qu'on ne l'ait fait avant de les mettre dans ce dernier récipient.

Graissage des instruments. — La substance destinée à graisser les instruments, pour en rendre le passage plus facile, doit être aseptique ; il est inutile et même nuisible qu'elle renferme des substances antiseptiques. Quand elle est réellement antiseptique elle a, sur la muqueuse urétrale, une action irritante qui fait courir des dangers ultérieurs, au point de vue de l'infection : l'urètre irrité est bien plus apte à suppurer que celui qui ne l'est pas.

Du reste, de deux choses l'une : ou l'urètre est infecté, ou il ne l'est pas ; s'il l'est, ce n'est pas un contact momentané, de quelques secondes, de quelques minutes même, avec une substance antiseptique qui pourra le rendre aseptique ; s'il n'est pas infecté, l'antisepsie est absolument inutile, l'asepsie seule suffit.

La *vaseline* convient éminemment pour lubrifier les instruments, beaucoup mieux que l'huile, car, adhérant plus intimement, elle rend le frottement plus doux et l'introduction plus facile ; elle peut être rendue aseptique par le chauffage, après lequel elle reste aseptique, parce qu'elle constitue un mauvais milieu de culture pour les micro-organismes.

On peut associer à la vaseline le *salol*, qui se mélange si intimement à elle, qu'on peut l'y considérer comme dissous, mais cela n'est guère nécessaire.

L'acide borique, même finement pulvérisé, ne convient pas : car, outre qu'il est peu antiseptique, il forme presque toujours une poussière perceptible au toucher, qui augmente le frottement et peut même rendre douloureuse l'introduction des instruments.

On se sert aussi d'autres instruments, en par-

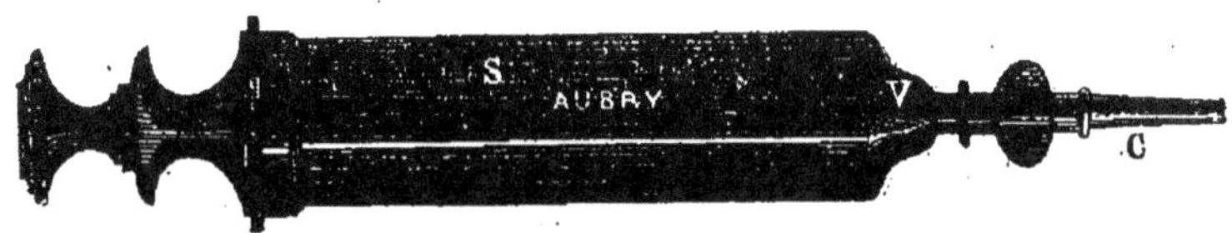

Fig. 2.

ticulier de seringues. Il y en a de tous les modèles. Celles que je préfère comme plus facilement stérilisables sont la se-

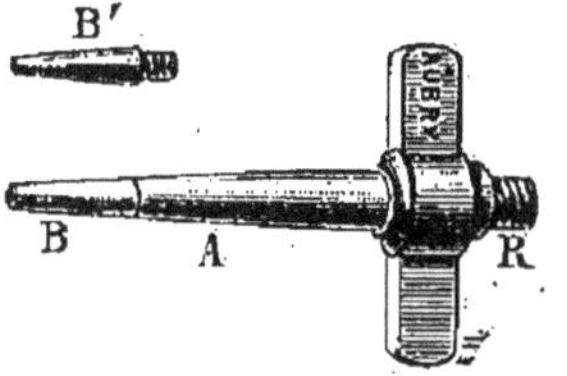

ringue Debove ou bien celle que j'ai fait construire : c'est la seringue en caoutchouc durci avec un embout argenté (*fig.* 2). Celle-ci est très douce à la main, beaucoup plus que les seringues en verre, très légère, ce qui est très commode ; elle est facilement aseptisable par une solution de nitrate d'argent à 1/500, dont on la remplit et dans laquelle on plonge le piston de temps en temps, pendant 6 à 7 heures.

L'aspirateur des graviers peut être aseptisé de la même manière.

2. Asepsie des organes. — Rien n'est plus difficile que de faire cette asepsie. Les recherches poursuivies de plusieurs côtés ont démontré que, dans le sens théorique du mot, elle était impossible. C'est ainsi que, même après une demi-heure de lavage à l'acide borique, il reste assez de microbes dans le canal pour qu'une bougie, introduite aseptisée, puisse, à sa sortie, infecter un bouillon de culture ; mais, d'autre part, une urine peut rester aseptique après des cathétérismes plus ou moins répétés, bien que le canal fournisse des micro-organismes cultivables. La conclusion à tirer de ces faits est que si, au point de vue expérimental, l'asepsie des voies urinaires ne peut être réalisée, elle peut l'être au point de vue clinique, le seul qui importe.

Peut-être arrivera-t-on un jour à cette asepsie totale ; actuellement, bien qu'on ne puisse pas encore l'atteindre, il faut cependant faire tous ses efforts pour s'en rapprocher le plus possible. C'est dans ce but qu'il ne faut négliger aucune précaution et, dans l'espèce, toute opération sur les voies urinaires, même la plus minime, doit être pratiquée avec autant de précautions antiseptiques qu'une opération de chirurgie générale ; la chirurgie est une, l'asepsie est une, les moyens seuls diffèrent.

Susceptibilité des organes aux antiseptiques. Les organes ne présentent pas tous la même susceptibilité vis-à-vis des antiseptiques. Le gland supporte le sublimé à 1 pour 1 000, l'urètre ne le supporte pas ; on n'injecterait pas de solutions fortes de sublimé ou d'acide phénique dans le rectum ou dans le péritoine, et on y injecterait des solutions boriquées ou de l'eau bouillie qui fait une antisepsie mécanique valant peut-être bien l'antisepsie chimique. C'est pourquoi, il est bon d'indiquer les substances qui conviennent le mieux à chacun des organes qu'on doit explorer.

Asepsie immédiate : chirurgicale. — Quand le malade est endormi, on peut laver énergiquement la verge, le prépuce et le gland avec la brosse et le savon ; quand il ne l'est pas, l'opération est plus délicate ; mais, dans tous les cas, on peut toujours soigneusement, laver le gland et le méat avec de l'eau savonneuse, puis avec du coton hydrophile imbibé d'une solution de sublimé à 1 ou $^1/_2$ pour 1 000.

Cela fait, au moyen d'une seringue rendue

aseptique comme je l'ai dit ou d'un laveur, on lave le canal à grande eau, avec une solution concentrée d'acide borique ou tout au moins avec de l'eau filtrée et bouillie : de cette manière, l'urètre prémembraneux seul est lavé.

On a pu conseiller de laver l'urètre rétro-membraneux et la vessie sans se servir de sonde ; mais, outre que ce lavage est quelquefois impossible, comme dans les cas de rétrécisse-ment, de rétention complète ou de stagnation, il ne rend pas l'urètre absolument aseptique, ainsi que l'ont montré les travaux les plus récents ; de plus, il est parfois fort douloureux et même dangereux. Donc, l'avant-canal étant lavé, on introduira une sonde jusque dans la vessie et on lavera en même temps l'arrière-canal et la vessie préalablement vidée. Le meilleur antiseptique est encore l'eau boriquée employée *largement*.

Asepsie médiate : médicale. — La difficulté et même l'impossibilité, chez les vieux urinaires et chez les rétrécis, d'assurer l'asepsie par les moyens extérieurs, c'est-à-dire par les lavages et l'injection des substances antiseptiques, ont fait songer à rechercher cette asepsie par l'introduc-tion, dans l'économie, de substances qui, absor-bées par les voies digestives et éliminées par les reins, auraient détruit ou annihilé l'influence des microorganismes contenus dans l'urine.

Ces tentatives, faites avec une foule de substances plus ou moins actives, par beaucoup de chirurgiens et de médecins, n'ont pas donné des résultats sérieux ; cependant, je crois avoir démontré et je tiens pour acquis que :

Le *salol*, introduit par les voies digestives, empêche le retour des accès de fièvre tels qu'on les observe chez certains urinaires, à la suite du cathétérisme ou d'un traumatisme quelconque du canal et qui ressemblent à ceux de la fièvre intermittente.

Or, le salol étant bien supporté par l'immense majorité des malades, il n'y a aucun inconvénient à le donner à ceux qui, ayant des urines septiques, sont susceptibles d'être atteints de ces accès de fièvre.

Il faut, à ce sujet, bien savoir deux faits :

a. — Le salol doit être donné à doses suffisantes ; sans quoi, il ne produit pas les effets recherchés et par conséquent est inutile : 4 à 5 grammes de salol par jour, administrés par cachets de o,5o à 1 gramme suffisent. Le donner au-dessous, c'est se comporter comme si l'on employait des solutions phéniquées à 1 pour 100 ou 1 pour 200 comme antiseptiques ; devant l'insuffisance de cette solution, serait-on autorisé à nier la puissance antiseptique de l'acide phénique ? Assurément non, puisque cette puissance est atteinte si l'on fait usage de solutions plus concentrées ; il en est de même du salol.

b. — Le salol n'empêche que les *accès de fièvre francs*, ceux qui, succédant ou non au cathétérisme, sont constitués par les trois stades de frisson, chaleur, sueurs, et sont suivis d'une défervescence complète. Il n'agit en aucune façon sur la fièvre à forme rémittente, celle dans laquelle, avec ou sans les accès de fièvre caractérisés comme ci-dessus, la température ne revient jamais à la normale ou n'y revient que temporairement.

Les objections tirées d'expériences dans lesquelles on a fait agir le salol *in vitro* sur des urines infectées, n'ont pas de valeur.

Ces expériences ont été négatives, dit-on, par conséquent, le salol n'a pas d'action. Cela ne prouve rien. Est-ce que l'antitoxine microbienne mise *in vitro* en présence de sa toxine agit sur elle ? Injectez-la sous la peau, et son action ne tarde pas à se manifester.

Il était intéressant de savoir si ces deux formes de fièvre dépendaient chacune d'un microorganisme spécial ou d'une association microbienne spéciale ; car, il eût été très commode et très scientifique à la fois de pouvoir, par l'examen microbiologique des urines, connaître et prévoir les accidents susceptibles d'interrompre la guérison, par conséquent agir presque à coup sûr. Malheureusement, les recherches que nous avons pu faire à ce sujet n'ont encore abouti jusqu'ici à aucun résultat ; aussi, tout en restant persuadé que des recherches ultérieures seront couronnées de succès, doit-on toujours se contenter des faits cliniques et ne s'en rapporter qu'à eux.

Cependant, certains faits n'en restent pas moins acquis :

Autant le salol paraît inutile dans la fièvre à forme rémittente des infections urinaires, autant il est puissant dans la forme fébrile qui rappelle l'accès de fièvre paludéenne, dans la forme franchement intermittente.

En donnant le salol à des malades ayant eu des accès de fièvre à la suite de cathétérismes, on peut empêcher définitivement le retour de ces accès, après des séries de nouveaux cathétérismes, pratiqués dans les mêmes conditions.

II. CATHÉTÉRISME EXPLORATEUR DE L'URÈTRE

I. RÈGLES GÉNÉRALES

Le cathétérisme explorateur de l'urètre est une opération qui consiste à reconnaître les diverses particularités que, dans les différents points de son étendue, ce canal peut présenter, relativement à son calibre, son élasticité, la résistance et la souplesse de ses parois, sa perméabilité, sa direction.

En supposant que le canal fût assez large pour permettre l'introduction du doigt, ce mode d'examen serait du ressort du toucher, et en effet, il n'est autre qu'un toucher particulier, indirect, se faisant au moyen d'un cathéter qui transmet à la main qui le tient et le dirige les sensations qu'il reçoit.

L'exploration de l'urètre est le préliminaire obligé de toute manœuvre sur l'urètre ou la vessie. Cette notion, qui paraît banale, est trop fréquemment méconnue. Il paraît puéril de dire qu'il vaut mieux avoir exploré le terrain sur lequel on doit s'engager que de s'y risquer à l'aventure ; cependant, l'étonnement dans lequel on plonge certains praticiens quand on commence un acte opératoire quelconque portant sur l'urètre, par cette précaution préliminaire de l'exploration du canal, montre bien que cette notion n'est pas familière à tous. D'autre part, les mécomptes cruels et les froissements d'amour-propre, auxquels on s'expose bénévolement quand on n'a pas fait cette exploration, devraient guérir ceux qui veulent, à tout prix, passer dans un urètre avec la première sonde venue.

Que de fois nous est-il arrivé de passer avec une simple sonde en caoutchouc rouge, là où,

quelques instants auparavant, des confrères
moins avisés avaient cru ne pouvoir passer
qu'avec d'autres instruments plus compliqués
et d'un maniement autrement délicat. Je veux
bien concéder que l'habitude de pratiquer certaines opérations rend plus habile, mais on me
concédera bien aussi que le passage d'une sonde
de caoutchouc rouge exige le minimum d'habileté que doit avoir tout praticien, et que le maniement de cet instrument est et doit être à la
portée de tous.

A l'*état normal*, l'urètre admet, sans douleur
notable pour le patient, sans résistance appréciable pour le chirurgien exercé, une bougie
n° 21 de la filière Charrière (7 millimètres de
diamètre). En pratique, sauf dans certains cas
spéciaux, il est rarement nécessaire d'aller au-
delà ; cependant, surtout si on veut distendre le
canal, il faut savoir qu'un urètre, qui admet facilement, sans résistance, un n° 21, peut très bien
admettre un numéro beaucoup plus fort.

La détermination exacte de l'endroit examiné
et du siège des modifications rencontrées, nécessite l'emploi d'un instrument qui ne touche le
canal que dans un point très limité, dans ce
point seulement, et qui se mette successivement
en contact avec toutes les portions du canal.

Les sondes à calibre uniforme ne répondent
pas à ce but ; car, si elles peuvent faire sentir

un premier obstacle au moment où elles se présentent devant lui, elles sont impuis-
santes à faire connaître l'existence d'autres obstacles dus à des rétrécissements
situés plus profondément, s'ils sont plus
larges ou de même calibre que le premier. A plus forte raison, faut-il rejeter
les bougies coniques, qui sont les pires
instruments d'exploration.

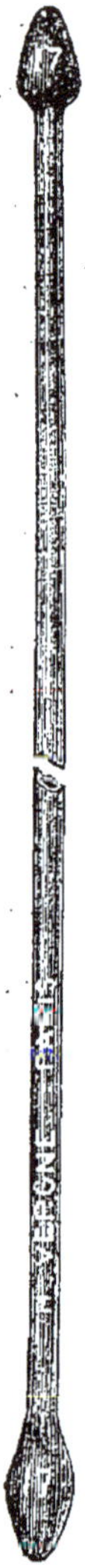

Les instruments de choix sont les *bougies à boule* ou *bougies à olive* (*fig.* 3),
les seuls répondant aux desiderata for-
mulés plus haut.

Ces bougies, imaginées par Leroy
d'Étiolles, sont faites d'une tige mince,
terminée par une boule ou plutôt par
une sorte de cône dont la base repose sur
l'extrémité de la tige : ce cône a son sommet et l'arête de sa base *arrondis*, ce qui
le fait ressembler un peu à une *olive*.
Cette forme permet à la bougie de s'insi-
nuer assez facilement dans un rétrécissement, puis de le franchir, si bien qu'une
main non exercée peut, pendant cette
manœuvre, ne percevoir seulement
qu'une faible sensation de résistance ;
mais, quand on retire la bougie, en raison
même de sa forme, le *talon*, c'est-à-dire
la partie la plus renflée de l'olive, s'arrête d'abord

Fig. 3

contre l'obstacle (le rétrécissement), puis tout à coup, l'ayant franchi d'arrière en avant, tombe dans un espace plus large : la main éprouve alors cette sensation particulière, *sensation de ressaut*, caractéristique du rétrécissement et qui ne peut être confondue avec une autre sensation. Pour peu qu'on ait l'habitude du cathétérisme explorateur, il vaut mieux se servir d'une olive régulière, sans talon, dont le retour est moins senti par le malade.

Quelle que soit la raison pour laquelle on explore l'urètre, il faut commencer, non pas avec une petite bougie, mais avec une bougie à *boule volumineuse*, un n° 20 ou plutôt 21 de la filière Charrière, qui est, comme je l'ai dit plus haut, le calibre accepté normalement par l'urètre.

En effet, comment savoir que le canal est *normal*, si on ne le parcourt pas avec un instrument dont le calibre indique précisément cette intégrité, c'est-à-dire un instrument qui, normalement, peut et doit le suivre dans toute sa longueur.

Si, au contraire, on prend une bougie d'un calibre trop petit (n° 10 ou 12) elle pourra facilement passer, alors même qu'il existe un rétrécissement, mais un rétrécissement admettant au plus le n° 14, par exemple, de sorte que l'on n'aura qu'une notion incomplète de l'état de l'urètre.

La bougie doit parcourir lentement le canal ; car, progresser lentement, posément, est le meilleur moyen d'éprouver des sensations nettes, précises et de savoir exactement en quel endroit du canal elles ont leur point de départ ; c'est aussi le moyen d'éviter au patient des souffrances, de gagner sa confiance, d'obtenir qu'il se livre plus volontiers, ce qui peut être d'un grand secours.

La possibilité de passer le cathéter indique le calibre minimum de l'urètre ; la manière dont la bougie chemine, la résistance qu'elle éprouve ou mieux le frottement et le contact plus ou moins intime de la boule et des parois urétrales donnent des sensations qui permettent de juger de la souplesse et de l'élasticité de ces parois dans chacun des points que la bougie parcourt.

II. URÈTRE NORMAL

Le cathétérisme explorateur de l'urètre normal donne aux malades et aux chirurgiens un certain nombre de sensations qu'il est très utile de bien connaître, pour pouvoir apprécier celles qui sont fournies par l'urètre pathologique.

La *sensibilité* de l'urètre varie avec les malades, avec le calibre des instruments employés et suivant les régions de l'urètre.

Quelques sujets pusillanimes ou très nerveux se plaignent au moment où la bougie arrive dans la fosse naviculaire, ou même dès qu'on la présente au méat ; mais, le plus grand nombre n'accuse même pas la légère sensation de cuisson que cause le passage de la bougie dans l'urètre prémembraneux.

Cependant, il est un point *normalement* sensible pour tous : c'est la *portion membraneuse*. Le passage de la boule de la bougie au travers de cette portion du canal est annoncé au chirurgien par une sensation de résistance, variable suivant les sujets.

A peine perceptible pour quelques-uns (aussi faut-il progresser lentement dans l'urètre), elle est très appréciable pour d'autres ; dans ce cas, la résistance au passage peut être telle que le sphincter ne se relâche qu'après quelques secondes de pression ou même qu'il ne se relâche pas du tout, créant ainsi un obstacle momentanément et en apparence impossible à franchir.

Le plus souvent, la résistance est légère : dès qu'il l'éprouve, le chirurgien doit maintenir sa bougie modérément appuyée ; bientôt, il sent la boule comme saisie, légèrement serrée, s'enfoncer ; alors, le malade se plaint, accuse une sensation de cuisson, de brûlure, ou éprouve l'envie

---

(1) Cette sensation de besoin d'uriner qu'accusent certains malades, la croyance qu'ils ont qu'ils urinent montre que la sensation du besoin d'uriner est

d'uriner, même quand il n'en avait nul besoin auparavant (1) ; puis, la résistance cesse pour le chirurgien, la douleur pour le malade, la boule a quitté la portion membraneuse pour traverser la portion prostatique, ce qu'elle fait, en général, sans peine ; elle franchit ensuite le col de la vessie et entre dans la cavité vésicale ; à ce moment, la bougie, surtout si la vessie contient une certaine quantité d'urine, jouit d'une liberté qu'elle n'avait pas eue jusque-là et on peut lui imprimer des mouvements de va-et-vient qui sont à peine sentis par le patient.

Au retour, le passage au travers du col et de la portion prostatique du canal est très souvent perçu par les chirurgiens habitués aux manœuvres et dont le toucher est, par suite, perfectionné ; le passage au travers de la portion membraneuse donne lieu aux mêmes incidents qu'à l'aller.

Dans un urètre normal, la *portion membraneuse* est donc la seule région sensible, presque la seule qui offre au chirurgien une résistance réelle et lui fournisse des sensations qui en font

---

bien, suivant que Küss l'a dit, dans la région prostatique et membraneuse. Ce n'est pas la réplétion de la vessie qui déterminera ce besoin ; cette réplétion ne produit le besoin d'uriner que parce que l'urine force le sphincter vésical pour venir dans la portion prostatique : le sphincter membraneux retient seul alors l'urine.

un point de repère très précieux ; elle sert, en effet, à bien localiser les lésions :

Tout ce qui se trouve en avant d'elle appartient à l'urètre prémembraneux, à l'avant-canal, à l'urètre spongieux ;

Tout ce qui se trouve en arrière, à l'urètre rétro-membraneux, ou prostatique, à l'arrière canal.

C'est ainsi qu'elle constitue une région très importante du canal au triple point de vue anatomique, physiologique et chirurgical :

Anatomique : en ce qu'elle marque l'entrée de l'urètre dans le bassin ;

Physiologique : puisque c'est à son niveau qu'est le sphincter urétral, sphincter volontaire (Küss) ;

Chirurgical : car les lésions situées en avant ou en arrière de cette région produisent des symptômes différents.

Son exploration et les sensations que donne celle-ci, doivent donc être très-familières à tout médecin.

Cathétérisme évacuateur.

Le passage facile d'une bougie à boule n° 21 dans le canal de l'urètre est la preuve que le passage est libre pour n'importe quelle sonde du même calibre. La plus simple, la plus commode et la moins dangeureuse est la sonde en caoutchouc rouge qui peut être très-facilement désinfectée, qui n'est ni offensante, ni douloureuse et dont l'aspect n'effraye nullement les malades.

A ce sujet, je ne saurais trop m'élever contre l'abus que l'on fait de la sonde métallique qui est l'instrument le plus dangereux et le moins pratique qu'on puisse voir. Son maniement exige une grande prudence ; étant très puissant, il fait facilement des fausses routes ; exigeant des manœuvres particulières, il doit être très bien conduit pour rester dans la bonne voie ; ayant une courbure spéciale, il ne peut s'adapter à tous les canaux ; en résumé, il ne répond en aucune façon aux conditions essentielles à un bon cathétérisme : sécurité pour le malade, facilité pour le chirurgien.

III. URÈTRE PATHOLOGIQUE

Lorsqu'on introduit une bougie dans un urètre pathologique, cette bougie, à un moment donné, rencontre un *obstacle*. On porte alors, directement ou par le toucher rectal, le doigt où l'on suppose arrêtée la boule de la bougie, puis, faisant exécuter à la tige de petits mouvements de va-et-vient, on sent, avec ce doigt légèrement appuyée sur le canal, la boule passer et repasser ; on reconnaît ainsi le siège de l'obstacle, dont on recherche ensuite les causes. Celles-ci peuvent être :

1° rétrécissements,

2° { spasme.
{ flaccidité des parois urétrales.
{ fausses routes bulbaires ou autres.

3° hypertrophie prostatique.

4° traumatismes ; corps étrangers.

I. RÉTRÉCISSEMENTS

L'existence d'un rétrécissement se détermine par l'étude des antécédents du malade et par l'examen direct du canal de l'urètre.

Antécédents. — Un rétrécissement exige, comme condition pathogénique, au moins une *blennorrhagie antérieure* ou un *traumatisme* de la région (traumatisme périnéal ou fracture du bassin, etc.). Tout malade auquel manquent ces antécédents pourra être déclaré indemne de rétrécissement [1] ; cependant, avant d'affirmer, il faut bien savoir que certains malades, pour des considérations extra-médicales, cachent leurs anciennes blennorrhagies.

Par contre, ce n'est pas une raison, parce qu'un malade a été atteint d'une ou plusieurs blennorrhagies, pour qu'il ait un rétrécisse-

---

[1] Il faut cependant faire quelques réserves pour des rétrécissements congénitaux dont l'existence est possible, mais que je ne peux pas encore affirmer, ne pouvant en fournir de preuves absolues.

ment ; aussi, est-ce chez ces sujets à antécédents blennorrhagiques, que l'erreur est le plus souvent commise, quand on rencontre un obstacle qui, après beaucoup de tâtonnements, ne se laisse franchir que par de petites bougies, ou ne se laisse même pas franchir du tout. Le malade examiné, par exemple, a eu des blennorrhagies, il a de petits suintements, parfois il urine plus souvent que de coutume, il souffre de temps en temps, etc., il n'en faut pas davantage pour affirmer le rétrécissement ; alors, on commence la dilatation, qui se pratique plus ou moins facilement ; on fait même l'urétrotomie de bonne foi (j'en connais des cas), sans compter d'autres opérations de mauvaise foi (j'en connais aussi des cas), et le malade n'en est pas plus soulagé pour cela, au contraire ; ses malaises persistent jusqu'au jour où il va voir un chirurgien plus expérimenté. Le diagnostic exact est fait et un traitement rationnel peut être appliqué avec succès, à moins cependant que, précédemment, des accidents plus ou moins graves, suivis de complications parfois irrémédiables, ne se soient produits à la suite du passage intempestif d'instruments souvent septiques, quelquefois caustiques ou électriques.

Examen direct. _ Lorsque, pour une raison quelconque, les antécédents manquent, l'examen direct peut, à lui seul, suffire au dia-

gnostic ; de plus, lorsque les antécédents ont été
analysés, il est susceptible, dans certains cas, de
réformer de faux jugements nés de cette analyse ;
il est, dans tous les cas, indispensable.

Ce mode d'examen se fait suivant les préceptes indiqués plus haut pour le cathétérisme
explorateur ; tous les résultats qu'il peut donner
reposent sur ce fait que :

Tout *arrêt* de la boule d'une bougie constaté
dans les *portions pénienne, scrotale* et la plus
grande partie de la *portion périnéale*, indique,
à n'en pas douter, un *rétrécissement*. Je dis
« dans la plus grande partie de la portion périnéale » parce que, dans les recherches que j'ai
eu l'occasion de faire et qui sont consignées dans
l'*Atlas des Maladies des Voies urinaires* ([1]), j'ai
pu constater que les rétrécissements les plus re-
culés siégeaient toujours à un centimètre au
moins en avant de la portion membraneuse ;
c'est ce qui explique pourquoi, sauf chez les sujets très gros, la boule de la bougie exploratrice
est toujours sentie par le périnée, même dans
les rétrécissements les plus profonds.

L'existence d'un rétrécissement étant constatée, il est nécessaire d'en reconnaître la longueur et le calibre :

([1]) F. GUYON ET P. BAZY. — *Atlas des Maladies des
Voies urinaires.*

D'un façon générale, la *longueur* s'apprécie par la durée du frottement de la boule de la bougie contre les parois urétrales quand la boule peut passer ;

Le *calibre*, par l'emploi de bougies à boules graduellement décroissantes, jusqu'à ce qu'on ait trouvé une bougie qui passe ; elle pourra être filiforme, sans boule, pour un rétrécissement très étroit.

L'emploi de ces bougies à boules décroissantes peut servir aussi à reconnaître la *forme* des rétrécissements. Ceux-ci, surtout lorsqu'ils ont une origine blennorrhagique, ne sont pas constitués par un diaphragme transversal ; ils ont une certaine longueur. Le processus inflammatoire, qui leur donne naissance, a son point de départ en un endroit déterminé, où la sclérose atteint son maximum ; de là, elle s'irradie vers le méat et vers la vessie en diminuant progressivement soit pour s'éteindre, soit pour fusionner avec un processus sclérosique analogue parti d'une autre portion de l'urètre. Là, où la sclérose est à son maximum, est aussi le maximum du rétrécissement ou point le plus étroit du canal ; à mesure que l'on s'éloigne de ce point, le canal s'élargit peu à peu, en même temps que le processus sclérosique diminue d'intensité, d'où l'épithète d'*infundibuliforme* attribuée aux rétrécissements blennorrhagiques.

La boule de la bougie exploratrice s'enfoncera d'autant plus dans cet entonnoir qu'elle sera plus petite ; si donc, ayant introduit une série de bougies à boules d'un calibre décroissant jusqu'à celui qui peut franchir l'obstacle, on mesure chaque fois sur les tiges, la longueur qui a pénétré dans le canal de l'urètre, on connaîtra, par la mesure des bougies extrêmes, quelle est la longueur du rétrécissement.

Il faut bien savoir que la *mensuration de l'urètre* ne peut et ne doit servir qu'à donner des longueurs relatives, comme dans le cas présent ; vouloir lui demander des données absolues, vouloir baser, sur la profondeur à laquelle une bougie s'est enfoncée dans le canal, un diagnostic de rétrécissement, serait s'exposer à de graves erreurs.

Il est un certain nombre de cas dans lesquels il est impossible d'explorer et de franchir un rétrécissement, non pas parce que l'urètre est oblitéré ou le rétrécissement infranchissable, mais parce que celui-ci est irrégulier, parce que l'orifice se trouve derrière un repli de la muqueuse, n'est pas au centre du canal, parce que les tissus sont tuméfiés, etc., et cependant, au moment des tentatives de cathétérisme, le malade peut uriner convenablement ; le rétrécissement est alors cliniquement infranchissable, il est anatomiquement et physiologiquement franchis-

sable ; nous verrons plus loin, au sujet du traitement, quelle doit être alors la conduite à tenir.

II. SPASME. DÉPRESSIBILITÉ ANORMALE.
FAUSSES ROUTES BULBAIRES

Lorsque la bougie exploratrice est arrêtée
dans la dernière partie de la région périnéale,
en avant de la portion membraneuse, les causes
de l'arrêt peuvent être : *a*) un spasme ; *b*) la dépressibilité anormale du cul-de-sac du bulbe ;
c) une ancienne fausse route, ou même une
fausse route récente.

Spasme. — Le spasme est dû à une impressionnabilité exagérée de l'urètre qui peut être
mise en jeu et augmentée par les tentatives de
cathétérisme ; il existe de nombreux degrés dans
le spasme, en rapport avec le plus ou moins d'impressionnabilité du canal, avec la douceur ou la
violence avec laquelle est effectué le cathélé-
risme. Le spasme de la portion membraneuse
peut en imposer pour un *rétrécissement* voisin de cette portion membraneuse. Je dis *voisin*,
car il est maintenant démontré que le rétrécissement de la portion membraneuse n'existe pas, à
moins qu'il ne s'agisse d'un rétrécissement traumatique dans les lésions traumatiques du bassin.

*Dépressibilité anormale du cul-de-sac du
bulbe*. — Celle-ci se définit d'elle-même. Lors-

qu'elle n'est pas très accentuée, elle peut être évitée par une forte tension de la verge.

Elle peut être physiologique et devient chirurgicale, en ce sens que chez certains vieillards à périnée flasque et gras, la partie inférieure du canal offre une mollesse et une faculté d'allongement telles que les instruments n'ont qu'à appuyer très légèrement pour la mettre en jeu, et cela d'autant plus facilement que la verge, et par suite cette paroi inférieure, sera moins tendue.

Fausses routes. — Une ancienne fausse route, faite antérieurement dans le cul-de-sac du bulbe, peut dévier puis arrêter la bougie exploratrice. Une main imprudente a déjà exercé des pressions un peu énergiques pour franchir l'obstacle causé par un spasme, par exemple, et n'a réussi qu'à perforer l'urètre, après l'avoir plus ou moins distendu, en déterminant une urétrorrhagie : la surdistension du canal constitue une prédisposition aux fausses routes ultérieures et les sondes droites, qui viendront après celle qui a creusé la fausse route, auront une tendance marquée à prendre la même voie et à l'augmenter encore, si l'on n'y prend garde.

La fausse route récente, sur laquelle je n'insiste pas, se reconnaîtra à ce fait que le plus petit contact de l'instrument fera saigner l'urètre.

En tenant compte des diverses conditions pathologiques que nous venons d'exposer, il sera le plus souvent facile de poser le *diagnostic* exact de la cause qui arrête la bougie exploratrice dans la partie reculée de la périnéale de l'urètre. Ainsi, par exemple, l'urétrorrhagie, survenue à la suite d'un cathétérisme, indiquera d'une façon presque certaine la présence d'une fausse route.

Cependant, on est fréquemment arrêté au fond du périnée. Cet arrêt peut être dû à un spasme ou à la dépressibilité du cul-de-sac bulbaire qui, cliniquement, se confondent ; on peut le croire déterminé par un rétrécissement, et inversement ; il existe là une véritable difficulté de diagnostic qui demande à être résolue.

Diagnostic entre le Rétrécissement et le Spasme membraneux [1]

Ce diagnostic a été souvent une cause d'erreurs, même de la part de praticiens très expérimentés.

C'est de ces erreurs que les *rétrécissements* soi-disant *capricieux* sont nés, acceptant un jour des bougies volumineuses, le lendemain ne

---

[1] Il ne peut s'agir ici que des rétrécissements voisins de la partie membraneuse, le spasme ne pouvant exister dans la partie spongieuse du canal où il n'existe pas de fibres circulaires.

laissant passer aucun instrument et que l'on opère pour triompher de leurs caprices. On pourrait dire, dans ces cas, que c'est le chirurgien ou tout au moins le malade qui est capricieux. En effet, le spasme (car il y a spasme et non rétrécissement) dépend du degré d'impressionnabilité de l'urètre et de la façon dont il est impressionné : une main douce, habile, passera facilement un cathéter là où une main malhabile, brutale, n'aura que des échecs. Nous n'avons pas l'intention, en disant ceci, de nier les variations que peut subir un rétrécissement sous des influences diverses, mais ces variations se maintiennent dans des limites étroites et ne comportent pas la possibilité de passer, par exemple, une bougie n° 15 ou 16, alors que quelques jours auparavant on ne pouvait passer qu'un n° 9 ou un n° 10.

Lorsqu'une petite bougie se trouve arrêtée et que tout (absence d'antécédents, souplesse bien constatée de la partie spongieuse de l'urètre, etc.), permet de penser à un simple arrêt devant la portion membraneuse, causé par un *spasme* ou une dépression anormale du cul-de-sac du bulbe, on a conseillé de tenter d'emblée le passage avec une sonde métallique à petite courbure ou à courbure de Béniqué, pouvant suivre la paroi supérieure de l'urètre ; de la sorte, on peut arriver à franchir, avec une grosse sonde n° 20 ou 21, l'obstacle ou soi-disant obstacle devant lequel la petite bougie s'était arrêtée ; il est possible, d'ailleurs, d'obtenir le même résultat avec une bougie à extrémité tortillée et armée, sur laquelle on visse une grosse sonde du modèle Béniqué ; grâce à la forme irrégulière, à la position excentrique de son extrémité, la bougie peut s'engager dans la portion membraneuse où elle est facilement suivie de la grosse sonde vissée sur elle.

Ces pratiques exigent une grande habileté manuelle, et peuvent exposer à un échec certain, dans le cas de rétrécissement ; en outre, agir ainsi n'est pas résoudre la question, c'est plutôt faire une démonstration qu'enseigner la façon de vaincre une difficulté ; en d'autres termes, le passage d'une grosse bougie ne doit être que la confirmation d'un diagnostic établi par d'autres moyens ([1]).

Ces *moyens de diagnostic* sont l'étude des antécédents et l'examen direct.

1° *Antécédents*. — A ce propos, nous rappelle-

---

[1] Ceci est tellement vrai que le chirurgien qui a donné ce conseil, s'étant trouvé plusieurs fois en présence de rétrécissements blennorrhagiques précoces et ayant cru à du spasme, a échoué en employant ce moyen. Dans ces cas, j'ai pu diagnostiquer et *vérifier* le rétrécissement, grâce au procédé dont il va être question.

rons que tout rétrécissement comporte une blennorrhagie ou un traumatisme antérieurs ; que la réciproque n'est pas vraie : il peut y avoir obstacle et blennorrhagie antérieure, sans que cet obstacle soit nécessairement un retrécissement.

2° *Examen direct*. — L'examen direct, en indiquant le siège, la longueur, la forme de l'obstacle, permet d'en reconnaître la cause.

Une bougie exploratrice étant introduite dans le canal de l'urètre rencontre un obstacle, il faut d'abord déterminer exactement en quel point il se trouve. Pour cela, on cherchera cette boule dans le point où on juge approximativement qu'elle s'est arrêtée. Si on la sent dans un point quelconque de la région pénienne ou scrotale, ou dans la partie antérieure de la région périnéale, il n'y a pas d'erreur possible.

Le doute et la confusion ne peuvent exister que quand la boule se trouve dans la portion la plus reculée du périnée ; et alors, on peut se demander s'il existe un spasme ou un rétrécissement.

Pour bien sentir cette boule au périnée, il est quelquefois nécessaire, surtout si le canal est légèrement induré, de lui faire exécuter de légers mouvements de va-et-vient ; on peut s'assurer alors si cette boule abandonne ou non le périnée.

La bougie étant arrêtée au niveau de la région

membraneuse ou en avant d'elle, on sentira à ce niveau, par le toucher rectal, la boule qui termine son extrémité. Si donc, après avoir exploré le périnée au-devant de l'anus, on ne découvre rien, si, au contraire, on sent la boule par le toucher rectal, c'est qu'elle est immédiatement en avant du sphincter membraneux et contre lui, c'est que l'obstacle est dû à un *spasme*.

Inversement, si on peut sentir la boule par le périnée, alors que le toucher rectal ne donne rien, c'est qu'elle est arrêtée par un *rétrécissement*. Le rétrécissement est toujours situé en avant de la position membraneuse et présente, en moyenne, une longueur de 1 centimètre ; il en résulte que plus il sera long et serré, moins la bougie pénétrera profondément dans le canal et, par conséquent, mieux la boule sera sentie au périnée. Cependant, chez les sujets gras rétrécis, cette boule peut ne pas être reconnue par le toucher périnéal et on pourrait en conclure qu'il n'existe pas de rétrécissement ; mais, si l'on fait la contre-épreuve et si l'on pratique le toucher rectal, l'on ne trouve rien : c'est donc que le rétrécissement existe réellement.

Inversement, chez les sujets très maigres, on peut sentir la boule au périnée ou plutôt en mettant le doigt sous l'*ogive pubienne* et en retirant la boule. Mais alors on la sent aussi par le toucher rectal.

Par l'introduction d'une série de bougies à boules de calibre décroissant suivant le procédé indiqué (p. 5o), puis par la mensuration de la longueur introduite de chaque tige, on pourra reconnaître : que c'est un *spasme*, si la longueur est toujours la même ; que c'est un *rétrécissement*, si la longueur est d'autant plus grande que la boule de la bougie est plus petite.

Si l'obstacle a pu être franchi par une bougie à boule, le diagnostic du spasme et du rétrécissement peut, en outre, se faire d'une façon en quelque sorte rétrospective. La boule, en traversant l'obstacle au retour, donne :

Une sensation de ressaut franche, nette, quand il s'agit de *rétrécissement* ;

Une sensation de préhension simple, de resserrement, quand il s'agit de *spasme* de la région membraneuse.

Mais ceci n'est pas un moyen de diagnostic; ce n'est que la confirmation, que la vérification du diagnostic que l'on a préalablement porté au moyen du toucher soit périnéal soit rectal. Dire qu'un rétrécissement ne peut être diagnostiqué que quand il a été franchi, c'est énoncer une proposition anticlinique ; car, si on voulait pousser ce raisonnement jusqu'au bout, on serait conduit à nier l'existence d'un rétrécissement, alors qu'il est le moins discutable, c'est-à-dire quand il est momentanément ou définitivement (c'est exceptionnel) infranchissable. Il n'est pas nécessaire de l'avoir franchi pour le diagnostiquer ; il faut même le diagnostiquer avant de le franchir. Je le fais à chaque instant dans mon service et mes élèves ne s'y trompent plus. Quand le diagnostic est posé, je le leur fais confirmer, en leur faisant sentir le ressaut au retour quand il s'agit d'un rétrécissement, ou en passant une grosse bougie quand il s'agit d'un spasme.

Ces divers moyens d'exploration et d'examen permettront de porter un diagnostic précis, dont la nécessité n'échappera à personne. En effet, présenter à un obstacle, pour le franchir, un instrument un peu volumineux, est chose bien différente suivant que cet obstacle est simplement dû à un spasme, ou suivant qu'il est constitué par un rétrécissement. Dans le premier cas, l'instrument pourra passer ; dans le second, il ne pourra pas le faire, et il est inutile d'insister pour démontrer combien alors les manœuvres suscitées par l'idée d'un spasme deviendraient dangereuses ; et c'est ce que j'ai observé dans des mains réputées habiles.

III. HYPERTROPHIE DE LA PROSTATE

Nous avons vu, en parlant du cathétérisme explorateur de l'urètre normal, l'importance de la sensation que donne, à la main, le passage de la boule à travers la portion membraneuse. Quand on a eu cette sensation, on est dans la région prostatique. Or, la bougie exploratrice, pour traverser la portion prostatique de l'urètre, peut rencontrer des difficultés plus ou moins grandes, parfois même insurmontables. Pour pouvoir les apprécier et choisir les moyens de les vaincre, il est absolument nécessaire de bien connaître les modifications anatomiques subies par cette portion prostatique, sous l'influence des altérations de la glande. Je n'indiquerai que celles dont la connaissance est d'un intérêt immédiat, en vue de l'opération d'urgence : le cathétérisme.

Modifications du canal de l'urètre. — Il ne faut attacher qu'une importance relative à l'*allongement* parfois étonnant du canal prosta-tique, aux *saillies* formées par les lobes latéraux déviant plus ou moins de la ligne médiane le canal de l'urètre ; mais il faut considérer avec attention l'*hypertrophie du lobe moyen* qui présente un véritable obstacle au cathétérisme avec instruments souples ou rigides.

Ce lobe, en se développant, va faire d'un canal droit ou légèrement courbe, un canal fortement courbé, même coudé à angle droit (¹),

---

(¹) J'ai, une fois sur le cadavre, constaté la coudure à angle aigu du canal prostatique ; il s'agissait d'une pros-tatesclérosée et petite. Deux fois sur le vivant, j'ai cons-

en deux mots, le canal prostatique se trouvera,
pour ainsi dire, formé de deux parties réunies
suivant un angle variable. De plus, au niveau
de cet angle, se rencontrent souvent des valvules
plus ou moins développées, constituées par des
replis hypertrophiés partant de la base du veru-
montanum et allant rejoindre les faces latérales
de l'urètre, valvules dont l'orifice regarde du
côté du méat, c'est-à-dire du côté d'où vient la
sonde.

De cette disposition générale du canal prostatique il résulte qu'un instrument, dont le bec
suit la paroi inférieure de l'urètre, viendra se
placer au pied du mur vertical formé par le lobe
moyen hypertrophié, butera contre lui en l'abor-
dant suivant une perpendiculaire, et tendra à le
perforer et non à le franchir ; plus l'instrument
sera petit, plus il s'enfoncera dans l'angle ; s'il
est assez fin, il pourra passer son extrémité au-
dessous des replis valvulaires, de ces espèces de
nids de pigeons ouverts vers le méat, et se mettra encore bien plus dans l'impossibilité de suivre le trajet du canal pour pénétrer régulière-

---

taté l'impossibilité du cathétérisme de la prostate,
chez d'anciens rétrécis ayant eu des poussées de pro-
statites, des fistules urinaires : il s'agissait aussi de
prostates petites et sclérosées. La forme du canal prostatique devait répondre à celle que j'ai vue à l'autopsie
du premier cas.

ment dans la vessie. Si, en pareil cas, on insiste, on n'aboutira qu'à un résultat : une fausse route qui se creusera en un cul-de-sac plus ou moins profond dans l'épaisseur de la prostate, pourra même devenir un véritable tunnel, suivant lequel il sera possible de faire arriver la sonde jusqu'à la vessie ; c'est là un des chemins que prenait la sonde, dans les cas de cathétérisme forcé, tel que le recommandaient les anciens chirurgiens ; malheureuse-ment, elle en prenait aussi d'autres, et moins heureux pour les malades.

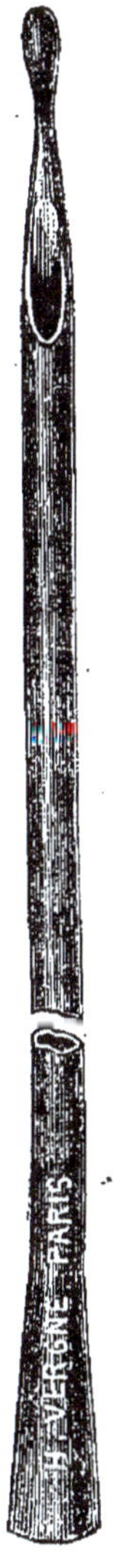

Ces considérations permettent de s'expliquer pourquoi l'on dit, avec rai-son, que la sonde conique, à bout olivaire, la sonde-bougie (*fig.* 4) n'est pas la sonde des prostatiques. En effet. elle est droite et elle est conique : deux dispositions éminemment favorables à son arrêt devant la prostate hyper-trophiée. Ce n'est pas que quelques prostates hypertrophiées ne s'accom-modent et ne se trouvent bien de cette forme de bougie ; mais, ce sont celles dont le cathétérisme est facile, et en-core pas toutes.

Elles expliquent aussi pourquoi on a pu dire

que les *grosses sondes* sont celles des prostatiques. En effet, plus l'extrémité de la sonde est
grosse, plus l'angle dont j'ai parlé devient, pour
elle, quantité négligeable : il n'est plus qu'une
simple irrégularité, au-dessus de laquelle elle
peut et doit passer sans qu'on s'en aperçoive.

D'autre part, si on réfléchit que l'hypertrophie
prostatique a pour effet, non de rétrécir le canal
(sauf dans quelques cas exceptionnels), mais de
l'agrandir, surtout dans le sens antéro-posté-
rieur, on comprendra encore mieux que la
grosse sonde convienne aux prostatiques ; néanmoins, il ne faut pas abuser des gros instruments.

Il est une autre particularité de la déformation
de l'urètre, sur laquelle il est nécessaire d'insister, d'autant plus qu'elle est favorable et peut
même aider le cathétérisme : le lobe moyen est
rarement hypertrophié, au point de former un
mur absolument transversal ; habituellement, à
son union avec chacun des deux lobes latéraux,
il existe une rigole, plus ou moins profonde, se
continuant avec la première partie de l'urètre
prostatique, suivant un angle beaucoup plus ob-
tus que celui fait par la partie moyenne de ce
lobe. Il semble que l'urètre prostatique, pour
entrer dans la vessie, s'est bifurqué en deux canaux ; il en résulte que si un instrument, au
lieu de venir buter contre la partie moyenne du

mur prostatique, peut être dirigé vers l'une ou l'autre de ces rigoles, il trouvera là un plan incliné le conduisant dans la vessie, sinon avec certitude, du moins avec plus de facilité.

A côté de ces modifications très importantes à connaître au point de vue du cathétérisme évacuateur, il est utile de signaler celle décrite par Mercier sous le nom de *barre prostatique*. Cette modification porte sur le col ou du moins sur la partie médiane de la prostate et consiste en une saillie transversale, assez élevée quoique peu épaisse, reliant l'un à l'autre chacun des lobes latéraux.

Cette barre forme, ainsi que le lobe moyen hypertrophié, un mur plus ou moins perpendiculaire qui s'élève sur le passage des sondes, immédiatement avant leur entrée dans la vessie. La saillie qu'elle détermine n'est pas, en général, aussi prononcée que celle due à l'hypertrophie du lobe moyen, mais, elle est cependant suffisante pour opposer un obstacle, sinon aux sondes coudées et à béquille, du moins aux sondes droites en caoutchouc ou en gomme, quand leur volume n'est pas suffisant pour les empêcher de s'arrêter au pied du mur, dans l'angle formé par la barre et le plancher prostatique.

Exploration de l'urètre prostatique. — Le toucher rectal et le cathétérisme, en d'autres termes le toucher extérieur et le toucher intérieur, sont les deux procédés d'exploration dont les résultats associés et comparés permettent de concevoir nettement la forme du canal prostatique.

Le *toucher rectal* ne suffit pas pour apprécier le volume de la prostate, il faut le combiner au palper hypogastrique. Cette association n'est autre que la palpation bi-manuelle qui, pour donner d'utiles résultats, doit être pratiquée la vessie étant vide ; elle ne sera donc pas possible, au point de vue prostatique, dans les cas de rétention d'urine.

En outre, il faut être prémuni contre une erreur d'appréciation du volume de la prostate, provenant des sensations fournies par le toucher rectal, quand la vessie est en état de réplétion. La vessie pleine, en effet, a de la tendance à s'enfoncer vers le petit bassin, refoulant la prostate qui vient faire saillie dans le rectum ; on conçoit aisément que plus le refoulement sera considérable, plus la saillie faite par la prostate sera prononcée, plus son volume paraîtra grand au toucher rectal. Aussi ne faut-il tenir compte, quand on parle de changement de volume de la prostate après certaines interventions, que des explorations de la prostate pratiquées quand la vessie est vide.

Dans les cas de rétention, c'est donc surtout au

toucher intérieur, au *cathétérisme explorateur* qu'il faudra avoir recours.

L'explorateur à boule permet de juger du degré de longueur du canal prostatique. En effet, dans bien des cas, pour peu que l'on prête attention, la main qui pousse la sonde éprouve, après la sensation caractéristique du passage à travers le sphincter urétral, une sensation de frottement léger, doux, qu'elle n'avait pas éprouvée dans la traversée de la partie prémembraneuse du canal ; cette sensation sera plus ou moins prolongée et plus ou moins marquée suivant les points : elle sera souvent un peu plus accusée vers la fin, pour cesser immédiatement après ; alors, la bougie jouira d'un mouvement de liberté absolue, la boule aura pénétré dans la vessie. Quelquefois, en entrant dans la vessie, la bougie donne unelégère sensation de ressaut : c'est le signe qu'elle vient de rencontrer un petit obstacle formé par le lobe moyen. Dans ces deux cas d'absence d'obstacle ou de léger ressaut, on peut prédire que le cathétérisme sera facile avec une sonde souple et en particulier avec la sonde en caoutchouc.

D'autres fois, la bougie exploratrice éprouve dans la traversée prostatique un léger temps d'arrêt, puis, brusquement, après un ressaut, elle est libre. Cela indique l'existence, au niveau du col de la vessie, d'une saillie soit en barre, soit sous forme d'hypertrophie du lobe moyen ; alors les instruments droits, ou plutôt ceux qui suivent la courbure du canal, auront de la peine à passer.

Enfin, dans d'autres circonstances, la bougie à boule sera complètement arrêtée et ne pourra pas pénétrer dans la vessie. Alors, il faut s'attendre à des difficultés et avoir recours, pour faire le cathétérisme évacuateur, à l'un quelconque des moyens que nous étudierons plus loin (p. 146 et suiv.).

Ce cathétérisme de la région prostatique, quand il est pratiqué dans un cas de rétention d'urine, c'est-à-dire d'urgence, n'a besoin de fournir que les renseignements que je viens d'indiquer. C'est le plus ou moins de facilité ou l'impossibilité du passage de la bougie à boule, qui doit nous guider dans le choix de l'instrument à employer pour évacuer la vessie.

Mais, il pourra donner d'autres renseignements que l'on comparera à ceux fournis par la palpation bi-manuelle, dans les cas de stagnation, quand on voudra passer un explorateur vésical, quand on voudra se rendre compte de la nature et de la forme de l'obstacle qui s'oppose à l'émission spontanée de l'urine.

Une prostate longue, une prostate donnant un ressaut marqué avec élévation du col vésical par une barre ou un lobe moyen volumineux, présentera plus de difficultés pour le passage du cathéter qu'une prostate moyenne.

Une prostate longue d'après le cathétérisme, et qui paraîtra plus courte par le toucher rectal, indiquera un lobe moyen développé.

Une prostate courte par le cathétérisme et le toucher rectal, donnant une sensation de ressaut, présente cette conformation connue depuis Mercier sous le nom de *barre prostatique*. Mercier diagnostiquait cette barre au moyen du cathéter coudé qui porte son nom ; il l'introduisait jusque dans la vessie, une fois arrivé là, il en retournait le bec en bas et, le tirant à lui, accrochait le col. La possibilité d'accrocher le col était pour lui le signe suffisant et nécessaire de la barre prostatique. L'expérience a démontré qu'il est loin d'en être toujours ainsi, et, sans vouloir entrer dans des détails, on peut dire que les autres formes d'hypertrophie prostatique, pour peu qu'elles surélèvent le col, donnent lieu au même signe.

Bien que je n'ai pas à insister sur le diagnostic des déformations prostatiques, je dois dire néanmoins que la palpation bi-manuelle permettra, chez quelques sujets à paroi abdominale obéissante et dépressible, de porter profondément la main dans l'abdomen et de sentir des saillies relativement peu volumineuses ; que par le cathétérisme avec l'explorateur vésical, on peut se rendre compte du degré de saillie que peut faire l'un ou l'autre des lobes latéraux ou le lobe médian de la prostate ; que la comparaison de ces résultats avec ceux fournis par le cathétérisme intra-prostatique pourra, dans quelques cas, permettre de se rendre compte du volume ou plutôt de la forme de la prostate.

IV. TRAUMATISMES — CORPS ÉTRANGERS

Les traumatismes qui peuvent atteindre l'urètre sont très variables. Indépendamment des traumatismes de dedans en dehors qui constituent les fausses routes, l'urètre peut recevoir des contusions ou être atteint de plaies dans les régions pénienne ou scrotale.

Mais ceux qui sont les plus nombreux, les plus intéressants sont les traumatismes qui atteignent le périnée sous forme de contusions et de déchirures de l'urètre sans plaies des téguments (et alors ce sont des coups sur le périnée ou des chutes à califourchon qui les déterminent) ou ceux qui atteignent la portion membraneuse dans les cas de fracture double verticale du bassin ou de fracture verticale du sacrum avec disjonction de la symphyse pubienne.

Traumatismes. — Depuis les travaux d'Eugène Bœckel, de J. Rochard, de Cras, les cas de traumatismes ou contusions de l'urètre périnéal ont été rangés en trois catégories : bénins, moyens, graves.

Dans les cas bénins, l'obstacle, par conséquent la rétention d'urine, n'est le plus souvent
que passager, quelquefois même elle n'existe
pas ; il y a ou il n'y a pas de tumeur périnéale.

Dans les cas graves, qui s'accompagnent toujours d'une tumeur périnéale constituée par un
épanchement, d'abord de sang puis de sang et
d'urine, la rupture de l'urètre peut être complète ou incomplète, mais en tous cas l'obstacle
au passage d'une bougie est absolu, le cathétérisme est impossible.

Dans les cas moyens, il y a aussi tumeur périnéale, le cathétérisme est parfois possible, mais
peut aussi devenir impossible.

Le diagnostic de ces traumatismes se fait toujours facilement, à l'aide des commémoratifs, de
l'urétrorrhagie et de l'examen direct que vient
compléter, au besoin, l'exploration par le cathétérisme. En pareil cas, du reste, c'est le traitement qui importe le plus. Nous verrons plus
loin quel il est.

Dans les cas de fracture du pubis ou de disjonction de la symphyse s'accompagnant de rétention d'urine, le canal peut être intéressé, d'autres
fois il ne l'est pas. Quand il l'est, il peut quelquefois (mais c'est assez rare) ne pas permettre
le passage de la sonde ; le plus souvent, il la
laisse passer, et ce n'est que plus tard, quelques
jours, quelques semaines ou quelques mois après,

qu'une intervention devient nécessaire. Dans quelques cas exceptionnels, comme je viens d'en publier un, c'est au bout de beaucoup d'années (ici 4o ans) que l'on intervient.

Corps étrangers. — Les corps étrangers s'opposant au cathétérisme peuvent siéger dans l'avant-canal ou dans l'arrière-canal ; l'introduction et l'arrêt de la bougie à boule indiqueront facilement en quelle région du canal ils se trouvent.

Ceux-ci sont habituellement des calculs qui donnent à la bougie exploratrice une sensation de corps durs, ou des objets introduits dans l'urètre dont l'interrogatoire indiquera la nature.

III

EXPLORATION INTÉRIEURE

—

VESSIE

L'exploration intérieure de la vessie comprend deux grands moyens : l'exploration par le toucher et celle par la vue.

1. Toucher. — L'exploration par le toucher est immédiate quand c'est le doigt qui explore, médiate quand c'est la sonde, qui n'est autre chose que le doigt prolongé.

Toucher immédiat. — L'exploration par le doigt n'est possible, chez la femme, qu'après *dilatation préalable de l'urètre*, chez l'homme qu'après s'être placé dans des conditions analogues à celles qui se présentent chez la femme, c'est-à-dire après avoir fait une boutonnière périnéale et dilaté l'urètre membraneux et prostatique. Cette pratique, recommandée par sir H. Thompson, a été reconnue insuffisante dans beaucoup de cas, en raison de la distance qui sépare le périnée du col vésical chez certains sujets, et inutile, parce que l'analyse des symptômes et les autres moyens d'exploration suffisent au diagnostic et que, d'ailleurs, cette voie ne saurait être ni commode, ni sûre pour opérer, dans le cas où une intervention intra-vésicale serait jugée nécessaire. La voie hypogastrique est bien meilleure ainsi que je l'ai démontré le premier il y a 14 ans (¹), et ces idées ont été acceptées par tous les chirurgiens qui se sont occupés de la question.

La *dilatation de l'urètre*, chez la femme, se fait par une foule de procédés ; on a proposé les pinces à deux ou trois branches, à mors un peu longs et forts ; les pinces classiques peuvent très bien suffire, à la condition de les manier avec prudence, de ne pas dilater trop brusquement, mais de procéder avec précaution, par petits coups ; les pinces dont les mors s'ouvrent parallèlement sont préférables, parce qu'elles produisent une action équivalente dans toute leur longueur.

La dilatation doit être faite de façon à donner au canal un diamètre de deux centimètres, ou

______

(¹) Bazy (P.). — *De l'intervention chirurgicale dans les tumeurs de la vessie chez l'homme.* Soc. de chir. et Ann. des Malad. des org. génito-urinaires, 1883).

du moins susceptible de recevoir un mandrin de deux centimètres de diamètre. De la sorte, la plupart des doigts indicateurs peuvent entrer dans la vessie, à plus forte raison les petits doigts qui, dépassant le col, exploreront toute la cavité surtout si, avec l'autre main sur l'hypogastre, on fait arriver successivement à son contact les divers points des parois.

Cette méthode d'exploration est recommandable dans le cas où le cathétérisme n'a pu donner que des renseignements incomplets et où le diagnostic est resté douteux ; elle doit être entourée, bien entendu, de rigoureuses précautions antiseptiques.

Toucher médiat. — Ce toucher est, en somme, le cathétérisme explorateur de la vessie ; il doit se faire lorsque la vessie est *pleine*. Je dis pleine et non pas distendue, car la distension est une très mauvaise condition pour l'exploration : la vessie distendue se contracte et chasse le liquide qu'elle contient ou, si elle ne peut le chasser, forme des enchatonnements, analogues à ceux du placenta par l'utérus, dans les cavités desquels pourront se cacher des lésions ou des corps étrangers que les signes rationnels faisaient prévoir et que l'on ne pourra trouver.

Pour obtenir cette réplétion modérée, il faut injecter environ 160 à 180 grammes de liquide, ou mieux, d'une façon générale, injecter jusqu'à ce qu'on sente une certaine résistance au piston de la seringue et que le malade accuse le besoin d'uriner, circonstances qui surviennent plus ou moins rapidement suivant les sujets.

Le meilleur liquide est la solution saturée d'acide borique. Quand l'urine est infectée, il est bon de laver plusieurs fois la vessie avant d'y laisser la quantité de liquide jugée nécessaire à l'exploration.

L'injection se fait au moyen d'une sonde en gomme ou en caoutchouc rouge, ou au moyen du cathéter qui doit servir à l'exploration.

Il est préférable de se servir des sondes molles, car elles irritent moins le col de la vessie ; en outre, chez certains sujets sensibles ou pusilla-nimes, la présence du cathéter métallique provoque rapidement le besoin d'uriner, des contractions de la vessie, de l'agitation qui gênent et même empêchent l'exploration ; il faut donc le laisser le moins longtemps possible et par conséquent le réserver pour la seule exploration.

Il faut cependant savoir que certaines vessies s'accommodent mal de manipulations prolongées et qu'il vaut mieux, dans tout les cas, les abréger le plus possible.

Instrumentation. — Le cathéter explorateur de la vessie est un instrument coudé à talon moins anguleux que le lithotriteur, plein, ou bien creux s'il doit servir de sonde en même temps que d'explorateur ; il est terminé, du côté de la poignée, par un cylindre métallique qui donne plus de prise à la main et est, en même temps, une sorte de résonnateur amplifiant les sensations (*fig.* 5).

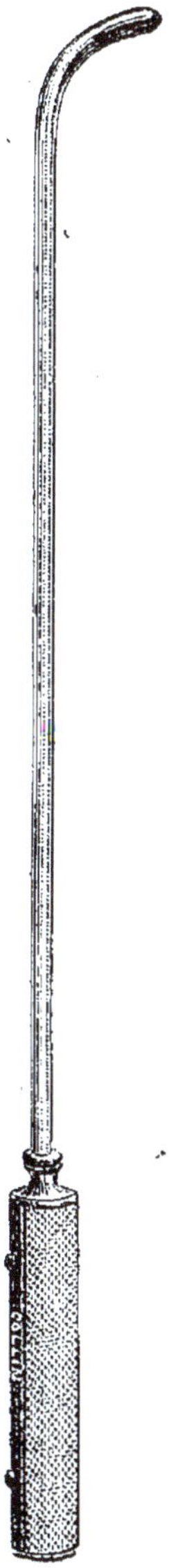

Il existe des modèles différents de cathéter suivant le calibre et la longueur du bec, en relation avec l'âge des sujets et les dimensions de la prostate. On a trop multiplié ces modèles à mon avis : les meilleurs sont celui qui a une hauteur de bec de 18 millimètres et celui dont le bec a 22 millimètres, exceptionnellement on se servira d'un bec de 31 millimètres ; ceux qui sont plus gros ne servent à rien. Les enfants ne peuvent guère recevoir que le premier : car le volume de la tige est proportionné a la longueur du bec.

Cathétérisme. — L'introduction du cathéter explorateur de la vessie offre un peu d'analogie avec celle des cathéters métalliques courbes.

Le malade est placé sur le bord de son lit, autant que possible le tronc à plat, la tête légèrement appuyée, le bassin relevé à l'aide d'un coussin dur et ne débordant pas les fesses,

Fig. 5

formé par exemple d'une couverture roulée, lés
cuisses et les jambes fléchies.

Le chirurgien se met à droite ou à gauche,
mieux à droite, et procède à l'injection boriquée ; il peut s'en dispenser si l'urine n'est pas
infectée et si le malade n'a pas uriné depuis
un certain temps. Il fait alors l'antisepsie du
méat et du canal et l'asepsie des instruments,
en les flambant à la lampe à alcool ou à gaz,
puis en les refroidissant dans une solution
boriquée.

L'instrument peut être introduit presque
comme une sonde courbe (p. 150) mais il n'est
pas nécessaire, quand on commence l'introduction, d'incliner le pavillon aussi bas vers
le pli de l'aine. On a recommandé de tenir le
cathéter presque verticalement pour lui faire
parcourir l'urètre spongieux en ayant soin de
placer le bec transversalement, l'instrument
arrive ainsi par son propre poids jusqu'au cul-
de-sac du bulbe et au voisinage de la portion
membraneuse. Pour le passage de cette portion
qui est un point difficile, on a conseillé d'exécuter une manœuvre qu'après de nombreuses
expériences j'ai rejetée et n'emploie plus. Voici,
au point de vue historique, en quoi elle consiste.
La verge étant fortement tendue de la main
gauche et l'instrument seulement maintenu par
la main droite, la main gauche fait exécuter à

la verge et à l'instrument, qui ne font plus qu'un,
un mouvement demi-conoïde, de façon à amener
le bec sur la ligne médiane ; celui-ci sous-tend
le cul-de-sac du bulbe, de façon à éviter toute
dépression dans laquelle il puisse s'engager et
doit entrer dans la portion membraneuse.

Il m'est arrivé souvent, malgré cette manœuvre plusieurs fois répétée, de voir le sphincter membraneux rester obstinément fermé,
ou, l'urètre étant trop lâche, le cathéter passer
à côté sans l'entr'ouvrir. J'aime mieux incliner
l'instrument à 60° environ sur le ventre et sur
la ligne médiane avec la main gauche qui tend
en même temps la verge, la main droite ne faisant que maintenir légèrement l'instrument ;
puis, on relève la verge et le cathéter s'engage.
Quand cet engagement n'a pas eu lieu, on s'en
aperçoit facilement, à ce que le cathéter devient
en quelque sorte *fou*, pivotant tantôt à droite,
tantôt à gauche.

Dans ces conditions, pour le faire engager, il
faut, tout en maintenant le bec dirigé contre
l'entrée de l'urètre membraneux, bien exactement sur la ligne médiane, légèrement incliner
le manche sur le ventre puis mettre, à travers
le périnée, un doigt sur le talon de l'instrument
que l'on frappe à petits coups ; sous cette percussion légère il s'engage, ce dont on est averti
par une sensation de résistance vaincue et parce

qu'il ne pivote plus, le bec étant bien fixé sur la ligne médiane (je n'emploie plus que cette manœuvre).

Ensuite, pour faire franchir la prostate, il suffit de lâcher la verge de la main gauche qui, s'appuyant sur le pubis, va refouler les téguments et la verge vers les cuisses et permettre à la sonde de s'abaisser puis de pénétrer dans la vessie; les cathéters pleins, plus lourds, tombent par le fait seul de leur poids.

Mais cette manœuvre ne suffit pas toujours, et la main droite qui, jusqu'ici, a été inactive, ne faisant que maintenir la sonde pour l'empêcher de peser de tout son poids sur l'urètre, la main droite, dis-je, est parfois obligée, pendant que la main gauche refoule en bas les parties molles du pubis, de pousser un peu la sonde vers la vessie.

D'autres fois, et en particulier chez les sujets dont l'orifice urétral est très élevé par le fait de l'hypertrophie du lobe moyen de la prostate, l'abaissement produit par la main gauche est insuffisant et la main droite est obligée d'abaisser elle-même le pavillon de la sonde, pendant qu'elle la repousse vers la vessie où son entrée est annoncée par une sensation de liberté.

Il faut que l'on ait une sensation de *liberté absolue* et *dans tous les sens*, pour qu'on puisse affirmer qu'on est dans la vessie. En effet, la possibilité de faire exécuter des mouvements même étendus, d'avant en arrière, ne suffit pas pour affirmer qu'on a franchi le col vésical ; car certaines prostates sont assez longues pour les permettre ; au contraire, les mouvements de rotation de la sonde, autrement dit les mouvements du bec de droite à gauche et de gauche à droite, ne sont possibles que dans la vessie.

Exploration. — Cette exploration doit être faite rapidement, tout en ne laissant rien passer.

L'instrument une fois introduit est enfoncé jusqu'au fond de la vessie, le bec incliné du côté droit, puis on le ramène vers le col tout en lui imprimant de petits mouvements de rotation, de façon à percuter les points avec lesquels on le met en contact ; arrivé au col, le bec est retourné de l'autre côté, poussé jusqu'au fond de la vessie et animé de petits mouvements de percussion. On cherche si le talon touche facilement le bas-fond ou si on peut retourner le bec et on explore alors le bas-fond et le trigone immédiatement en arrière de la prostate.

Cette dernière exploration est très importante, car souvent des calculs peu volumineux se cachent derrière la prostate et si on ne prend pas la précaution de retourner l'instrument le bec en bas, on les laisse passer inaperçus, parce qu'ils restent au-dessous de l'explorateur.

Quand il existe un calcul urique, la percussion donne un son clair, perceptible à distance, en même temps que la main éprouve la sensation de contact sur un corps dur ; les calculs phosphatiques donnent aussi cette même sensation au toucher, mais ils ne rendent pas ordinairement de son perceptible à distance.

La vessie doit être, en outre, explorée en promenant l'instrument d'avant en arrière, d'arrière en avant, des deux côtés, en effleurant les parois de la cavité. On peut ainsi se rendre compte de l'état d'induration ou de souplesse de ses parois, de la présence ou de l'absence des colonnes vésicales, de l'existence de saillies constituées par des tumeurs peu volumineuses, de papillômes donnant une sensation de velours, notions très importantes quand il s'agit de diagnostiquer des lésions à leur début.

Les colonnes vésicales, surtout quand la vessie se contracte, donnent la sensation d'une corde tendue et d'une façon tellement nette qu'il semble parfois qu'on va faire vibrer cette corde.

Enfin, il est indispensable de faire l'exploration pour être renseigné sur la forme habituelle de la vessie pleine, quand on met en pratique la lithotritie. Cette exploration est tellement utile qu'il ne faut pas craindre au besoin, pour la faire complète, d'administrer le chloroforme.

Il va sans dire que toutes ces explorations doivent être faites avec la plus grande douceur.

Je ne puis attribuer qu'à une trop grande brutalité dans les mouvements sept ou huit erreurs de diagnostic commises par un chirurgien très expérimenté, qui avait méconnu ainsi des calculs que j'ai retrouvés un ou plusieurs mois après.

2. Vue : Cystoscopie. — Les progrès réalisés dans les sciences physiques ont eu leur retentissement sur les sciences biologiques, aussi ne faut-il pas s'étonner de voir appliquer à la chirurgie des innovations dues à l'électricité.

L'idée d'introduire un instrument dans la vessie pour l'explorer directement ne date pas d'aujourd'hui : l'endoscope de Désormeaux, déjà vieux de trente ans, en était une réalisation imparfaite il est vrai, l'éclairage laissé au dehors étant insuffisant et la surface visible par trop petite. Cependant, des instruments perfectionnés ont été mis à notre disposition qui, mieux éclairés, donnent un champ visuel plus étendu.

De ce nombre est le mégaloscope du Dr Boisseau du Rocher qui, sans être ni plus ni moins que les instruments similaires applicable à tous les cas, rend de réels services (*fig.* 6).

Cet instrument est constitué par une sonde coudée, dans le bec de laquelle est logée une lampe à incandescence ; elle porte deux ouvertures : l'une A, pratiquée sur le côté, et sur la partie concave ; l'autre, située au coude B.

Fig. 6

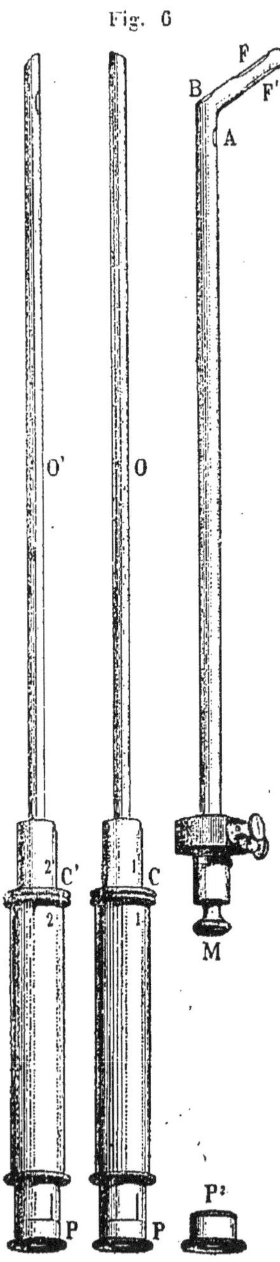

Un mandrin M ferme complètement ces deux orifices pour le passage dans l'urètre.

La lanterne présente deux fenêtres pour l'éclairage, l'une en avant F, l'autre en arrière F', et correspondant aux deux ouvertures B et A.

Dans cette sonde ainsi constituée glissent à frottement deux parties optiques O, O'; l'une porte, à son extrémité, l'objectif avec un prisme à réfraction; l'objectif de l'autre, muni d'un prisme à réflexion totale, est placé sur le côté. Ces deux parties optiques peuvent donc être introduites successivement dans la sonde endoscopique laissée en place, et permettent de voir très rapidement toutes les parties de la muqueuse ; une seule exploration suffit. L'on peut aussi renouveler le lavage, si c'est nécessaire ; si, par exemple, une hémorrhagie vient à se produire. L'on est donc dans les meilleures conditions possibles pour faire un examen rapide et complet en une seule fois.

Enfin, l'instrumentation est complétée par un oculaire unique P^2, d'assez fort grossissement qui se fixe aux lieu et place des oculaires ordinaires des lunettes P, P, et qui est calculé de façon à être toujours au point, quelle que soit la lunette sur laquelle on le mette. Ces lunettes sont donc faites d'une seule pièce, n'exigent, par conséquent, pas de tirage, pas de mise au point.

Cet instrument exige un milieu transparent ; de plus, comme la lampe chauffe un peu, il est prudent de remplir la vessie d'eau. Cette eau doit rester transparente, il est donc impossible de faire l'examen dans le cours d'une hémorrhagie, le sang troublant immédiatement le liquide ; on peut essayer, en ôtant la partie optique, de faire une injection nouvelle d'eau ; le milieu peut ainsi quelquefois rester suffisamment transparent pour permettre l'examen.

Du reste, lorsque l'hémorrhagie est persistante, la taille est indiquée, le mégaloscope est inutile. Là où il est vraiment utile, c'est lorsqu'il s'agit de déterminer la cause d'hémorrhagies survenant à des intervalles éloignés : il peut conduire à une opération pour un mal qui, plus tard, n'eut été justiciable que d'un traitement palliatif.

Voici le manuel opératoire à suivre quand on veut faire usage de cet instrument :

Après avoir injecté de l'eau dans la vessie, on introduit l'instrument comme une sonde coudée ordinaire, on remplace le mandrin plein par celui portant l'appareil optique à objectif terminal, on fixe les fils conducteurs, on actionne la pile, et on regarde en déplaçant le mégaloscope, de façon à voir successivement toutes les parois de la cavité vésicale. On reconnaît ainsi l'état de vascularité des parois, les mucosités se promenant dans le liquide ; on voit parfois l'orifice des uretères d'où s'écoule l'urine normale purulente ou sanglante, à moins qu'il ne soit obstrué par un bouchon mucopurulent, comme il m'est arrivé de le constater ; on voit de même les colonnes vésicales et les saillies formées par les tumeurs. Si on n'a rien vu avec l'objectif terminal O, ou si on ne voit qu'imparfaitement une lésion trop latérale, on remplace le mandrin à objectif terminal par le mandrin à objectif latéral O' : On peut ainsi voir le col.

Grâce à ce moyen, on a pu diagnostiquer des tumeurs que des hématuries avaient pu faire soupçonner, mais que l'exploration externe ou interne avaient laissées méconnues. Je n'hésiterais pas non plus à en conseiller l'emploi dans les cas de calcul vésical où l'exploration ne fournirait que des signes anormaux, ou même comme moyen de contrôle ou de recherche des fragments après la lithotritie.

On peut aussi s'en servir pour examiner des corps étrangers, pour faire le cathétérisme des uretères chez la femme et peut-être aussi chez l'homme. Mais son rôle est ici infiniment moins utile.

Nitze a construit un instrument avec lequel il enlève des tumeurs polypeuses et pédiculées de la vessie. Cette ablation ne peut être, de cette façon, régulièrement faite et il est préférable d'employer dans ce cas la taille hypogastrique qui permet de faire une exérése plus régulière, plus complète, plus chirurgicale en un mot.

CHAPITRE II

—

MOYENS DE TRAITEMENT

I. URÈTRE

I. RÉTRÉCISSEMENTS

La conduite du chirurgien variera suivant que le rétrécissement est ou non *perméable* à l'urine, en d'autres termes, suivant qu'il est ou non compliqué de *rétention d'urine*.

Dans le premier cas, l'intervention est d'urgence, elle ne souffre pas de retard ; tout praticien peut être appelé à l'effectuer ;

Dans le second, l'urgence est beaucoup moindre ; à la rigueur il est permis d'attendre.

I. RÉTRÉCISSEMENT AVEC RÉTENTION D'URINE

Les rétrécissements compliqués de rétention d'urine se présentent dans des conditions différentes suivant qu'avec la rétention le canal de l'urètre est perméable ou imperméable aux instruments ; suivant qu'il est, toujours ou momentanément, imperméable ; suivant qu'il existe ou non des complications : phlegmon diffus péri-urétral causé ou non par l'infiltration d'urine, abcès péri-urétraux, fistules.

La rétention d'urine, son degré, la manière dont la vessie se vide sont, en quelque sorte, indépendants du calibre du rétrécissement : tel malade, qui a un rétrécissement très étroit, vide bien sa vessie et consulte parfois le chirurgien pour des accidents étrangers à sa façon d'uriner ; tel autre, dont le rétrécissement, relativement large, admet un n° 11, 12 ou même 14 de la filière Charrière, aura de la rétention d'urine complète ou incomplète.

Ces différences tiennent à l'état de la vessie et à l'impressionnabilité du système nerveux général ou local.

Il est certain qu'une cystite ayant atteint la vessie depuis longtemps, peut déterminer, du côté de la fibre musculaire, des modifications qui, dynamiques au début, ainsi que le disait Chopart bien avant Stokes, se traduiront, d'après la loi qui porte à tort le nom de ce dernier, par la paralysie vésicale et plus tard par des altérations matérielles : hypertrophie du tissu conjonctif interstitiel, atrophie de la couche musculaire et, par la suite, distension de la vessie.

A côté de ces faits de cystite chronique, il faut distinguer d'autres faits dans lesquels on observe de la rétention, et qui ont été bien étudiés dans la thèse de mon élève Condamy.

Ce sont des cas dans lesquels on observe de la rétention, rétention passagère, facilement curable, mais sujette à des retours, à des récidives qui sont dus à des poussées aiguës de cystite, poussées qui n'ont pas besoin d'être très vives pour produire leur effet. La cystite ne produit pas inévitablement la rétention dans les cas de rétrécissements. Si elle la déterminait toujours, on verrait plus souvent cette complication ; mais on peut être certain, quand on la rencontre dans un rétrécissement, de ne pas trouver la vessie saine.

Il faut, en outre, un individu prédisposé.

Car, en cherchant du côté du système nerveux, on trouve la cause de ces rétentions ; je ne parle pas, bien entendu, des rétentions dues au tabès ou à toute autre lésion du cerveau ou de la moelle, mais de celles qui dépendent d'accidents nerveux relevant de l'hystérie, de la neurasthénie ou de nature indéterminée. Ces dernières déterminent rarement à elles seules, des rétentions,

1. Canal perméable aux instruments. — Les procédés d'évacuation de la vessie varient avec les cas particuliers qui se présentent.

A. **Cathétérisme avec sondes.** — Si le rétrécissement admet un n° 10, 12 ou au-
dessus, de la filière Charrière, on peut
se servir d'une sonde à bout olivaire
(*fig.* 7). En effet, les sondes de ce modèle ont un calibre suffisant pour permettre l'écoulement de l'urine quand
même celle-ci ne serait pas tout à fait
limpide et contiendrait des mucosités ;
du reste, si l'urine ne pouvait s'écouler, on pourrait surtout, en choisissant
une sonde légèrement évasée au pavillon, faire des injections d'eau boriquée
pour nettoyer la sonde et chasser les
mucosités.

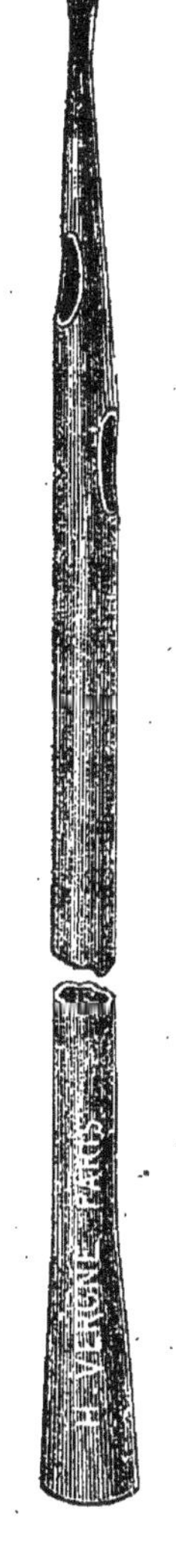

B. **Cathétérisme avec bougies.** —
Quelques malades n'usent même pas de
la sonde et se contentent de passer une
bougie, qu'ils laissent pendant quelques secondes ou quelques minutes
dans le canal et qu'ils retirent ensuite;
le jet d'urine suit immédiatement.

C'est cette conduite qu'il faut imiter
quand le rétrécissement ne peut admettre qu'une fine bougie. Le plus souvent, après quelques minutes de séjour
de la bougie dans l'urètre, on voit
l'urine, sous l'influence du besoin
d'uriner et des contractions vésicales, filtrer en

quelque sorte, puis peu à peu sortir en jet; la vessie se vide ainsi, complètement, en une ou deux ou plusieurs reprises.

Lorsque la miction, ce qui arrive quelquefois, ne peut pas se faire de la sorte, c'est-à-dire entre les parois du canal et la bougie, il suffit, après avoir laissé celle-ci en place pendant quelques minutes, de la retirer ; ou, mieux encore, on le laisse en place jusqu'à ce que le patient accuse le besoin d'uriner : on la retire et il urine.

Si la vessie ne se vide pas d'un seul coup, on réintroduit la bougie puis on la retire ; après trois ou quatre introductions successives, la vessie est évacuée et de plus, habituellement, la rétention ne se produit plus, au moins de quelques jours pendant lesquels on a le temps d'aviser. C'est ainsi qu'on pourra laisser la bougie à demeure pendant quelque temps dans le canal et procéder ensuite, suivant les indications, à l'urétrotomie interne ou externe.

2. Canal momentanément imperméable aux instruments. — Lorsque le rétrécissement n'est pas d'emblée perméable aux premiers instruments qu'on cherche à introduire dans la vessie, quelque déliés qu'ils soient, il ne faut pas nécessairement en conclure que ce rétrécissement est imperméable, il peut ne l'être que momentanément.

A. Cathétérisme avec bougies filiformes —
Dans ce cas, on essaiera d'abord de passer avec
des bougies aussi fines que possible, Fig. 8
des bougies filiformes.

1° *Cathétérisme simple.* — *a) Instruments.* Comme l'orifice du rétrécissement n'est pas toujours au fond d'un
entonnoir à parois lisses sur lesquelles
la bougie puisse glisser facilement,
pour s'engager dans le fond et pénétrer
dans la portion rétrécie ; comme cet
orifice peut être plus ou moins loin
de l'axe théorique du canal ; comme
cette bougie ne suit pas, elle-même,
très exactement cet axe ; comme,
d'autre part, l'extrémité très déliée
d'une bougie filiforme peut facilement
être arrêtée par la moindre irrégularité, on a conseillé l'emploi de bougies
dites *tortillées*, comme l'avait fait, depuis longtemps, Leroy d'Étiolles, ou
disposées *en baïonnette* comme l'a proposé Curtis (*fig.* 8).

Pour fixer les bougies dans ces formes, on les enduit d'une légère couche
de collodion. Mais, malgré cette précaution, elles ont l'inconvénient de ne
pas être assez résistantes dans les parties non recouvertes et, renforcées par le collo-

dion, c'est-à-dire dans la plus grande partie de leur étendue, surtout lorsqu'elles ont subi l'action de la chaleur du canal, elles se courbent et se déforment, de sorte que le chirurgien n'a plus d'action sur elles. Pour obtenir la résistance désirable, il faudrait les choisir assez grosses, mais alors, elles ne pourraient plus pénétrer le rétrécissement.

Pour éviter ces inconvénients, j'ai eu l'idée de faire fabriquer par M. Vergne des *bougies filiformes à mandrin métallique*. Dans les unes, le mandrin suit toute la longueur de la bougie, mais je conseille de les réserver pour certains cas particuliers et de se servir surtout de celles où le mandrin n'arrive pas tout à fait jusqu'à l'extrémité vésicale, où il s'arrête à environ un centimètre de cette extrémité pour] laisser à la bougie, dans ce point, la souplesse et l'élasticité dont elle a quelquefois besoin et pour lui retirer, en même temps, le caractère offensant qu'elle pourrait avoir, en certaines mains peu expérimentées.

Grâce à ce dispositif, on peut obtenir extemporanément des bougies tortillées ou en baïonnette, sans avoir besoin de les fixer dans leur forme à l'aide du collodion. Leur souplesse et leur malléabilité jointes à leur rigidité donnent, au chirurgien, la certitude que ses pressions se transmettront exactement à l'extrémité de l'instrument et le feront progresser au lieu de l'entortiller sur lui-même, comme cela arrive si fréquemment avec les bougies sans mandrin. En outre, leur rigidité est suffisante pour qu'elles puissent se maintenir facilement en place, une fois introduites dans la vessie, sans risquer d'être chassées par un effort de miction ; elle n'est pas telle qu'elles puissent blesser la vessie quand elle est évacuée.

b) Choix des bougies. L'usage de ces instruments commande la plus grande légèreté et la plus grande douceur pour éviter toute lésion du canal.

La friabilité du canal est telle, qu'il faut apporter le plus grand soin à choisir des bougies dont l'extrémité vésicale ne soit pas offensante ; aux filiformes à extrémité pointue, on doit préférer celles terminées par une petite olive. Étant donné que la différence de calibre entre une extrémité olivaire et une extrémité pointue est négligeable, il vaut mieux l'olivaire ; car la bougie à olive glissera assez facilement sur la paroi plus ou moins irrégulière d'un canal rétréci, tandis que la bougie pointue se heurtera aux plus petits obstacles, progressera difficilement et fera beaucoup plus aisément des éraillures, des déchirures du canal et des fausses routes.

Les mêmes considérations sont applicables aux bougies filiformes trop rigides ; leur action plus directe sur le canal exige une grande habileté et une grande délicatesse de toucher. Il faut donc réserver pour des cas exceptionnels les bougies filiformes de baleine et celles à mandrin total ; je me sers de temps en temps de ces dernières, je n'ai donc pas l'intention de les proscrire, mais cependant j'aimerais mieux le faire que risquer d'en vulgariser l'emploi, tant je suis convaincu qu'elles causeraient plus de dommages qu'elles ne rendraient de services.

c) Règles du cathétérisme. Quelle que soit la forme de la bougie, le cathétérisme se fera toujours suivant les mêmes règles.

Tout d'abord, la verge sera bien tendue pour effacer tous les replis de la muqueuse urétrale ; ensuite, on introduira la bougie dans le méat, pnis, suivant au début la paroi inférieure du canal, pour éviter la valvule d'A. Guérin qui occupe, comme on sait, la paroi supérieure, on progressera lentement, de manière à sentir le moindre arrêt, car les canaux rétrécis sont assez souvent friables et il est facile d'y creuser une fausse route.

Quand on se sent arrêté, on doit retirer la bougie avec beaucoup de précautions, pour reconnaître si elle est venue, inutilement, buter contre un obstacle, ou si, au contraire, s'étant engagée dans le rétrécissement, elle ne peut avancer parce qu'elle est trop volumineuse ; dans ce dernier cas, la bougie est comme pincée, comme prise, et les doigts du chirurgien sentent une légère résistance en la retirant.

Si la bougie s'est engagée dans le rétrécissement, sans pouvoir parvenir plus avant, il est bon de la laisser à demeure, en recommandant au malade de la maintenir bien en place, et légèrement appuyée ; il n'est pas rare, en pareille circonstance, qu'après un quart d'heure ou vingt minutes d'attente, le malade sente la bougie se dérober en quelque sorte sous ses doigts, et, toute résistance ayant cessé, s'enfoncer d'elle-même jusque dans la vessie. C'est là une des formes du *cathétérisme appuyé*.

Si, au contraire, la bougie a buté contre un obstacle, il faut la retirer, la tourner légèrement entre ses doigts et l'enfoncer de nouveau ; si, après avoir répété un certain nombre de fois cette manœuvre, elle n'a pas pénétré, on devra essayer d'une bougie tortillée d'une autre manière : après deux ou trois tentatives, on finit en général par passer.

2° *Cathétérisme appuyé*. — Ce mode de cathétérisme consiste à introduire dans l'urètre une bougie filiforme ou un peu plus forte, qu'on cherche à engager dans le rétrécissement et qu'on laisse appuyée contre l'obstacle pendant plusieurs minutes. Cette simple application suffit quelquefois pour déterminer la miction.

3° *Cathétérisme en faisceau.* — Dans les cas où

ces procédés n'ont pas réussi et où l'on ne juge pas à propos d'attendre, on peut employer le cathétérisme en faisceau, ainsi appelé parce qu'il se fait avec un faisceau de bougies. Il est basé sur ce principe que, si on met dans le canal un nombre suffisant de bougies pour en remplir totalement le calibre, l'une au moins, d'entre elles se trouvera en face de l'orifice du rétrécissement, pourra y pénétrer et le franchir.

On comprend combien ce raisonnement est théorique. En effet, il est absolument impossible de remplir suffisamment le canal pour qu'une bougie se trouve forcément en face de l'entrée d'un rétrécissement; de plus, l'une de ces bougies, ou plusieurs, peuvent déprimer la muqueuse autour de cet orifice de façon à former un opercule qui en cachera l'entrée; en outre, le frottement des bougies l'une contre l'autre masquera les sensations que pourrait donner l'extrémité de la bougie venant à pénétrer dans le rétrécissement.

Quoi qu'il en soit, si l'on jugeait à propos d'employer ce moyen, il faudrait agir de la manière suivante : on commence par introduire une bougie et on cherche à franchir ; après une série de tentatives infructueuses, on en prend une autre qu'on introduit de même et qu'on tâche de faire passer ; on en prend et on en introduit ainsi 4, 5 ou 6; cela fait, on les laisse en place et on recommence à tenter de faire pénétrer chacune d'elles, avec beaucoup de précautions, cela s'entend.

B. **Cathétérisme hydro-aérique.** — Un autre procédé consiste dans l'emploi du cathéter hydro-aérique de Barthélemy (de Toulon) ou de Duchastelet (*fig.* 9).

Cet appareil est fondé sur le principe de l'emploi de la pression hydraulique, laquelle sert à dilater le rétrécissement ; on profite de cette dilatation pour introduire la bougie.

La pression est fournie par une colonne d'eau ; dès qu'on voit le liquide diminuer dans le récipient en verre d'où il part, c'est qu'il passe à travers le rétrécissement et l'on peut essayer le cathétérisme.

L'appareil de Duchastelet se compose d'une sonde à bout coupé, à l'extrémité de laquelle s'adapte un petit tambour métallique surmonté d'un doigt de gant en caoutchouc mince. Dans tout le système est placée une bougie filiforme. Un robinet permet d'établir ou d'interrompre à volonté l'arrivée du liquide qu'un tube en caoutchouc amène d'un réservoir suspendu à une certaine hauteur variant de 0,75 à 1 mètre.

Avant cet appareil, il en existait d'analogues mais moins perfectionnés, dus à Reybard et au Professeur Le Fort.

C. **Cathétérisme avec éclairage direct.** — Il

Fig. 9

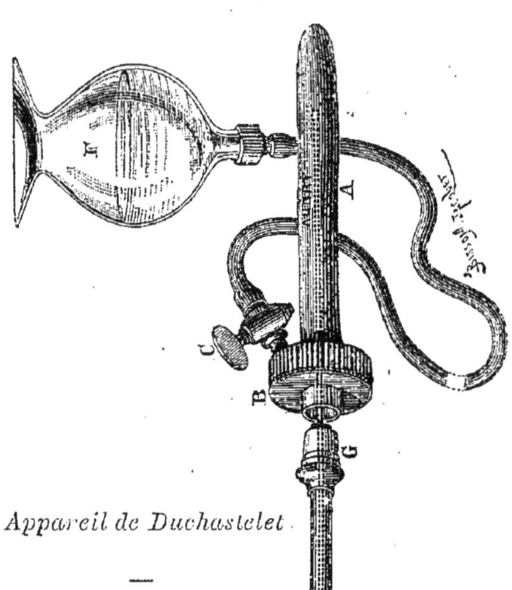

Appareil de Duchastelet

—

A, doigt de gant en caout-
chouc ;
B, embout recevant le tuyau
du réservoir de liquide ;
C, robinet commandant l'arri-
vée du liquide ;
D, sonde à bout coupé ;
E, bougie filiforme ;
F, réservoir d'eau ;
G, embout s'adaptant à l'appa-
reil hydraulique.

—

n'est pas jusqu'à l'éclairage direct au moyen d'un tube porté dans le canal qui n'ait été employé. Cet éclairage a pour but de faire reconnaître l'orifice du rétrécissement et de permettre ainsi de porter sûrement une bougie à son niveau et de le franchir ; mais, c'est là un moyen d'un emploi encore plus exceptionnel que les précédents et qui donne des résultats bien moins certains que le cathétérisme hydro-aérique, par exemple ; il faut, en effet, pour se servir du tube endoscopique, un canal assez largement calibré jusqu'au rétrécissement ; ce qui est un peu l'exception.

3. Canal imperméable aux instruments. — Quand les moyens que nous venons d'indiquer n'ont pas été suivis de succès, le rétrécissement est imperméable aux instruments, alors la conduite à tenir varie suivant que la rétention est récente ou qu'elle date déjà d'un certain temps.

a. — Quand la rétention est *récente*, que le besoin d'uriner n'est pas impérieusement pressant, que la vessie n'est pas trop distendue, les calmants peuvent suffire à faire disparaître la rétention, contrairement à ce qui se passe quand la cause est prostatique. Les applications chaudes et fréquemment répétées sur le périnée, les cataplasmes de farine de graine de lin sur le bas-ventre, un lavement laudanisé, un grand bain, en calmant l'éréthisme vésical, en déterminant la cessation du spasme réflexe ou mieux de la paralysie vésicale, en faisant disparaître l'inhibition, triompheront de la rétention, permettront souvent d'attendre le moment propice où la bougie pourra pénétrer.

b. — Lorsque la rétention *date déjà d'un certain temps*, que la vessie est distendue, que les moyens précédents ont échoué, on devra recourir à la *ponction capillaire* de la vessie qui est simple et sans dangers si elle est faite aseptiquement et avec précaution comme je le montrerai plus loin (p. 167); on pourra la répéter, si besoin est, mais, en général, la déplétion de la vessie suffit pour décongestionner le rétrécissement et permettre soit la miction, soit le passage d'une bougie.

En tous cas, il faudra employer les moyens calmants conjointement avec la ponction. Si ces moyens devenaient insuffisants, si des menaces d'infection se montrent, il ne faudra pas hésiter à faire l'urétrotomie externe avec ou sans cathétérisme rétrograde.

4. Complications. — Il arrive de temps en temps qu'une rétention d'urine prolongée se complique d'accidents qui sont : le phlegmon diffus péri-urétral, causé ou non par l'infiltration d'urine, et les abcès péri-urétraux qui peuvent quelquefois laisser des fistules.

1. Phlegmon diffus péri-urétral. Infiltration d'urine. — Cet accident survient généralement dans les conditions suivantes. Depuis un certain temps, le malade est obligé de faire des efforts, de pousser pour uriner ; parfois ses efforts doivent être plus considérables ; mais, après quelques heures, une journée au plus, une accalmie se produit et, habitué à cette miction difficile, craignant le cathétérisme ou simplement par négligence, il continue à ne pas se préoccuper de son état. Un beau jour, les difficultés de la miction augmentent : au lieu de durer quelques heures puis de cesser, elles persistent ; le malade, espérant toujours que le calme reviendra, comme il est déjà revenu d'autres fois, temporise encore ; ses envies d'uriner deviennent de plus en plus pressantes, il redouble d'efforts ; enfin, à la suite d'un effort plus violent, il se sent soulagé, mais, en même temps, apparaît au périnée une tuméfaction Celle-ci grossit peu à peu, s'étend aux bourses qui deviennent énormes, envahit ensuite la région pubienne, les aînes et même remonté plus ou moins haut dans les flancs ; elle est rouge, dure ; à sa surface, si l'état général le permet et si le malade n'a pas succombé, vont bientôt apparaître des plaques plus ou moins étendues de gangrène, au niveau desquelles se feront des ouvertures par où s'échappera un liquide, plus ou moins infect, formé de sérosité, de sang et de pus.

L'abondance de cette sérosité qui s'explique par la laxité du tissu cellulaire de la région, a fait croire qu'il s'agissait toujours dans ces cas d'une infiltration vraie d'urine. Assurément, cette infiltration d'urine existe, et la déchirure pathologique du canal s'observe : mais ce n'est pas l'urine qui constitue le liquide, du moins tout le liquide s'échappant par les incisions que l'on est obligé de pratiquer. L'urine a été le véhicule de micro-organismes qui, en diffusant, ont produit le phlegmon diffus, et ce liquide est, pour une bonne part, l'analogue du liquide s'écoulant des incisions d'un phlegmon diffus du bras ou de la cuisse.

La preuve, c'est que l'on peut observer la symptomatologie complète de l'infiltration d'urine avec les simples éraillures septiques du canal, comme j'en ai observé et publié un cas survenu à la suite du simple passage d'une bougie exploratrice pratiqué par un chirurgien.

D'autres fois, l'infiltration ne se fait pas d'emblée, comme je viens de l'indiquer ; elle est précédée, depuis plusieurs jours, par un abcès péri-urétral ou une tuméfaction torpide accompagnées de dysurie.

Cette lésion n'est pas toujours suivie d'une fistule urinaire.

Traitement. — Quel que soit le mode de début du phlegmon diffus péri-urétral et quelle qu'en soit la cause, le traitement est le même et doit répondre à deux indications :

Evacuer les produits septiques, infiltrés dans le tissu cellulaire du périnée, des bourses, du pubis, des aînes ;

Rétablir le cours des urines, s'il y a lieu.

1° Je place d'abord l'*évacuation des produits septiques*, parce que c'est l'indication primordiale, parce que c'est une opération *nécessaire*, indispensable et qui peut être *suffisante* ; je dirais presque même qu'elle est suffisante.

Pour satisfaire à cette indication, on fait au périnée une large incision médiane, partant de la racine des bourses ou même plus haut et aboutissant au voisinage de l'anus, soit avec le bistouri soit avec le thermocautère.

Il est important de savoir que cette incision doit être faite *plus profonde* qu'on ne le croirait au premier abord, d'après les données anatomiques ; car les tissus sont gorgés de sérosité et leur épaisseur en est augmentée d'autant.

Elle doit être *large*, pour donner un libre passage aux produits infectieux et permettre le dégorgement facile des tissus ; s'étendre du côté de l'anus de façon à ne pas laisser de clapier où le pus puisse croupir et, pour cela, il faut que l'extrémité postérieure de l'incision ne soit pas au-dessus du fond de la cavité, mais plus bas qu'elle.

Enfin, elle doit être pratiquée le plus tôt possible, elle doit être *précoce* ; toutes les fois qu'on voit, au périnée, une tumeur avec des caractères iuflammatoires, il faut se hâter de l'inciser : on est toujours certain de rencontrer du pus plus ou moins séreux, plus ou moins infect, à évacuer.

Cette incision est l'*incision principale*, elle peut suffire ; mais, suivant les circonstances, il peut être nécessaire d'en pratiquer d'autres, soit sur le raphé médian des bourses, alors on prolongera en avant l'incision périnéale, soit au niveau du pubis, ou au pli de l'aîne, ou même dans les flancs.

2° L'indication du *rétablissement du cours des urines* n'a pas été comprise de même par tous les chirurgiens.

Les uns ont voulu, en même temps qu'ils évacuaient les foyers d'infiltration, opérer le rétrécissement en faisant l'urétrotomie interne.

Les autres, beaucoup plus nombreux, ont pensé que le contact d'une urine même septique, avec une plaie, n'étant d'ailleurs pas dangereux, l'incision périnéale suffisait pour assurer le cours des urines ; qu'il était inutile et même dangereux, quand le canal était perméable, de faire en même temps l'urétrotomie interne : *inutile*,

puisque le cours de l'urine est assuré ; *dange-*
reux, puisque c'est ouvrir une porte à l'infection
que d'opérer dans un milieu septique où une antisepsie suffisante est fort difficile sinon impossible.

Dans la pratique, c'est cette dernière opinion
qui a prévalu, d'autant mieux que quelquefois,
souvent même, les rétrécissements seraient difficilement franchis.

Enfin, dans quelques cas, elle peut être inutile, puisqu'on peut observer ces accidents sans
qu'il y ait de rétrécissement.

2. **Abcès péri-urétraux.** — On observe, dans certains cas, de la rétention d'urine coïncidant avec
un abcès péri-urétral ; l'abcès peut être cause de
rétention par la compression qu'il exerce sur
le canal, alors l'évacuation de l'abcès, en faisant
cesser la compression, fait, en même temps, cesser la rétention.

L'incision de l'abcès étant toujours indiquée,
la complication de rétention ne fait qu'ajouter
une indication de plus.

Ces abcès sont loin d'être toujours suivis de
fistules.

3. **Fistules.** — La rétention, dans les rétrécissements compliqués de fistules, est rare ; les fistules font, en effet, l'office de canaux de dériva-
tion, et ce n'est guère que quand elles se fer-
ment que la rétention peut survenir ; alors, on

agit comme dans les cas d'abcès péri-urétraux,
le mécanisme de la rétention étant le même, car
leur oblitération est la conséquence d'accidents
inflammatoires, et cette inflammation joue un
rôle d'inhibition sur le muscle vésical.

II. RÉTRÉCISSEMENTS
SANS RÉTENTION D'URINE

Les rétrécissements non compliqués de rétention d'urine se présentent avec nombre de variétés dont je ne retiendrai que les plus importantes ; elles peuvent se ranger en deux groupes,
suivant que le rétrécissement est *simple* ou *compliqué* d'abcès, poches urineuses, fistules, stagnation urinaire ou d'accidents d'intoxication et
d'infection.

1. Rétrécissements simples. — Ces rétrécissements diffèrent les uns des autres suivant
leur :

Origine : traumatique ou blennorrhagique.

Calibre : étroit, très étroit, infranchissable ou
au contraire perméable aux instruments.

Dilatabilité : la stricture est plus ou moins
énergique.

Siège : pénien, scrotal ou périnéal.

Nombre : un ou plusieurs rétrécissements.

Il faut exposer d'abord les principes qui
doivent guider dans le *traitement* des rétrécis-

sements envisagés d'une façon générale : quand ces rétrécissements ne sont pas trop étroits, qu'ils occupent surtout la région scroto-périnéale.

Étudier ensuite, non pas chaque cas particulier, mais les cas les plus importants qui, groupés entre eux de façon différente, pourront représenter toutes les variétés soumises à notre examen par les hasards de la clinique.

A. **Traitement. Cas habituels**. — La méthode de choix, dans le traitement des rétrécissements de l'urètre, est la dilatation temporaire progressive au moyen de bougies en gomme ou métalliques dites Béniqué. Cette dilatation temporaire progressive est l'un des modes de la grande méthode de dilatation que l'on distinguait en permanente et temporaire.

1° *Dilatation permanente.* — Elle consiste dans l'introduction et le maintien en place d'une sonde d'un calibre approprié aux dimensions du canal, que l'on remplace après deux ou trois jours par une sonde plus grosse et ainsi de suite, jusqu'à ce qu'on ait donné au canal un calibre suffisant.

Cette méthode est aujourd'hui abandonnée, en raison des accidents infectieux locaux et à distance qu'elle provoquait (urétrite, cystite, orchite, abcès urétraux), sans compter qu'elle contribuait à rendre le canal encore plus dur et difficile à dilater. Elle n'est plus employée qu'avec la bougie filiforme à demeure.

2° *Dilatation temporaire : bougies en gomme; bougies Béniqué.* — Cette méthode comprend deux variétés :

L'une, dans laquelle les bougies sont laissées en place pendant une heure, deux heures et même plus ;

L'autre, dans laquelles les bougies sont retirées immédiatement après avoir été introduites ou après quelques minutes.

Cette dernière est presqu'exclusivement employée, et à juste titre, en raison de son *innocuité* et de son *efficacité.*

Le *manuel opératoire* est le suivant : on passe deux bougies en une première séance ; deux jours après, on en passe deux autres, en commençant par la bougie passée la dernière à la précédente séance : et, on continue ainsi jusqu'à ce qu'on soit arrivé à un calibre suffisant, variable avec les individus et avec la dilatabilité du canal.

Certains canaux se laissent facilement dilater jusqu'aux nᵒˢ 24 et 25, tandis que d'autres arrivent avec peine à admettre un n° 19 ou 20. En France, nous nous contentons de ces calibres et d'une manière générale les malades s'en trouvent bien ; il n'en est pas de même dans d'autres pays, en Amérique surtout, où l'on ne craint pas

d'urétrotomiser des canaux qui n'admettent pas
les bougies au-delà du 19 ou du 20 ;
du reste, dans ce pays, on urétrotomise
aussi les *rétrécissements larges*.

Dans certains cas, le canal est très-
tolérant et le rétrécissement assez mal-
léable pour pouvoir être dilaté en une
seule séance; mais, en somme, c'est la
minorité et il n'est pas prudent d'en
profiter. Inversement, d'autres canaux,
et ce sont ceux qui sont durs, se trouveront mieux du passage plus espacé des
bougies ; il m'est arrivé plus d'une fois
de renvoyer à 5, 7, 8 jours, des malades chez lesquels je ne progressais pas,
en les sondant tous les deux jours, et que
j'ai pu ainsi dilater très convenablement.

Dans d'autres cas, le passage des
bougies en gomme devient impossible ;
quand on est arrivé a un certain numéro, on ne progresse plus.

Il suffit alors de passer des *bougies
métalliques*, dites Béniqué (*fig.* 10), en
maillechort ou en cuivre nickelé, et l'on
voit aussitôt le canal redevenir dilatable ;
la dilatation peut être ensuite conduite
très loin, alors qu'avec les bougies en
gomme elle paraissait devoir s'arrêter
aux n°s 12, 13 ou 14.

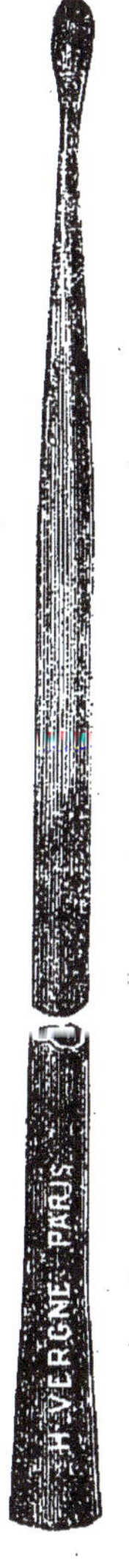

Ces faits sont très utiles à connaître, parce qu'on peut se trouver en présence de malades refusant, pour des raisons diverses, l'urétrotomie interne.

Cette facilité plus grande du passage des instruments métalliques reconnaît plusieurs causes; la bougie en métal est plus lisse, plus unie, (étant passée au laminoir) mieux calibrée, plus résistante que la bougie en gomme la mieux fabriquée, alors que les progrès de cette fabrication semblent avoir atteint leur extrême limite. Enfin, les rétrécissements présentent toujours en un point, très limité du reste, une étroitesse plus grande; au niveau de ce point, la bougie subira une pression plus forte, difficilement mesurable sans doute, mais néanmoins susceptible de déterminer un resserrement, tandis que les parties situées au-dessus et au-dessous seront proportionnellement augmentées de volume; elle ne pourra donc avancer qu'en se laminant, pour ainsi dire, à travers cette sorte de filière, qu'en formant une série de nœuds et de ventres peu favorables à sa progression; au contraire, la bougie métallique, insensible à cette constriction, conserve toujours un calibre uniforme.

3° *Dilatation immédiate progressive du Professeur Le Fort.* — Ce procédé rend de grands services dans les cas peu favorables à la dilata-

tion. En effet, on sait que dans les bougies Béniqué, la filière ne
commence qu'au n°
24, correspondant
au n° 12 de la filière
Charrière; or, quel-
quefois, avec les
bougies en gomme,
on ne peut arriver
jusqu'à ce numéro.
Quand les malades
acceptent l'urétroto-
mie interne, il n'y
a aucune difficulté
et l'on franchit d'un
seul coup toutes les
étapes; mais, quand
ils la refusent, il faut
employer d'autres
moyens et c'est là
qu'on peut utiliser
le procédé du Pro-
fesseur Le Fort; si
les rétrécissements
ne sont pas péniens,
l'introduction de la
première bougie per-

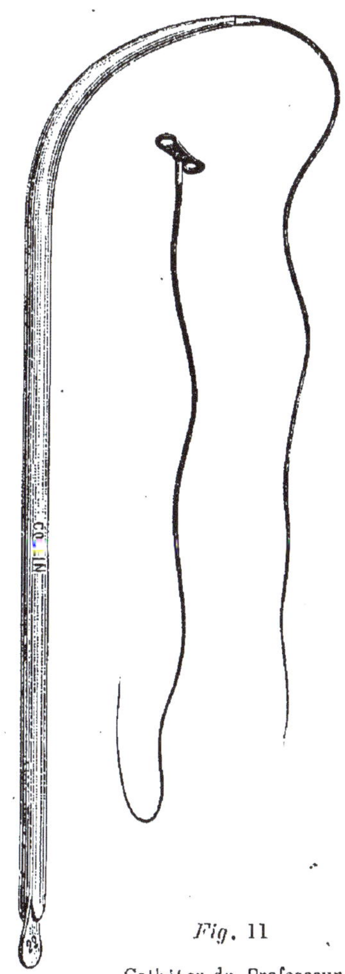

Fig. 11

Cathéter du Professeur
Le Fort

met d'arriver d'emblée au n° 12 et quelquefois
même de continuer la dilatation par les mêmes
moyens.

Les instruments du professeur Le Fort sont :

1° Une bougie armée analogue à celle de l'uré-trotomie interne ;

2° Des cathéters, d'une courbure à peu près analogue à celle d'une sonde de trousse, portant à leur extrémité un pas de vis, servant à les réunir à la bougie armée.

Les cathéters, dont le calibre est, au niveau du pas de vis exactement celui de l'armature de la bougie, augmentent progressivement de volume jusqu'à leur partie droite où ils atteignent leur calibre définitif.

Ils sont au nombre de 3 ou de 5 correspondant dans leur partie rectiligne aux calibres 12, 17, 22 ou 12, 15, 17, 19, 22 de la filière Charrière.

On introduit d'abord la bougie armée ; on la laisse en place un jour ou deux ; au bout de ce temps, on visse le catheter sur la bougie puis, on le pousse lentement, avec précaution et douceur dans l'urètre qui, en général, cède et se laisse pénétrer. On peut alors soit continuer la dilatation par le même moyen, en passant un ou deux des numéros suivants, soit remettre à une séance ultérieure, deux, trois ou quatre jours plus tard et ainsi de suite.

B. **Traitement. Cas particuliers.** — Je décrirai seulement un certain nombre de variétés autour desquelles peuvent se grouper tous les cas particuliers auxquels on peut avoir à faire dans la pratique.

1° *Rétrécissements traumatiques.* — J'ai surtout en vue les rétrécissements par traumatisme périnéal, bien que des traumatismes puissent déterminer des rétrécissements dans d'autres parties de l'urètre, en particulier dans la région pénienne, et dans la région membraneuse.

Un fait domine l'histoire de ces rétrécissements, c'est la *rapidité* de leur apparition et de leur évolution, surtout lorsque le traumatisme a été important; ils commencent en même temps que la cicatrisation, c'est-à-dire dès les premiers jours qui suivent l'accident et il n'est pas rare qu'au bout d'un mois, ils soient déjà filiformes.

Il faut donc s'occuper tout de suite des rétrécissements traumatiques et les traiter par la dilatation, quand on n'a pas été amené à faire l'urétrotomie externe d'emblée et à placer une sonde à demeure,

Il est bon de savoir que cette dilatation est très difficile et qu'on peut être conduit à pratiquer l'urétrotomie interne ; mais, ce que nous savons de la résection du tissu morbide de l'urètre qui, dans ce cas, peut être très limitée, de la réunion immédiate des deux bouts après l'opération qui ne donne lieu à aucune cicatrice, tandis que l'urétrotomie interne n'agissant que sur un point laisse persister dans les autres un tissu cicatriciel qui est une menace continuelle, ce que nous savons, dis-je, fait que c'est à l'urétrotomie externe avec résection du rétrécissement et urétroraphie que je donne la préférence.

Deux faits principaux sont à retenir au point de vue de ces rétrécissements : rapidité de leur évolution ; difficulté de leur dilatation, par conséquent de leur traitement. Le procédé de choix est l'urétrotomie externe.

Les rétrécissements de la portion membraneuse qui sont tous des rétrécissements traumatiques peuvent avoir une évolution lente, comme je l'ai démontré (*Bullet. et mém. de la Soc. de chirurgie*, janvier 1897) ou rapide, ce qui est la règle.

Dans le premier cas, quand le rétrécisssement est franchissable, l'urétrotomie interne sur la paroi supérieure paraît leur convenir.

Dans les cas à marche rapide et quand le rétrécissement n'est pas franchissable, c'est au cathétérisme rétrograde d'emblée qu'il faut avoir recours (RAVANIER. — *Thèse*, Paris, 1897).

2° *Rétrécissements étroits, infranchissables.* Les rétrécissements étroits et infranchissables sans rétention, donnent lieu aux mêmes indications que ceux de même ordre avec rétention, avec cette différence que leur traitement a un caractère moindre d'urgence ; les mêmes procédés opératoires leur sont applicables.

a) Si l'on ne peut pas franchir un rétrécissement *étroit*, au moyen de bougies tortillées ou à mandrin métallique, on peut, avant d'avoir recours à l'appareil de Duchastelet ou au cathétérisme en faisceau qui n'a donné que de rares succès, employer des moyens anodins qui font cesser la congestion : laxatifs légers, lavements chauds, calmants, suppositoires calmants, applications chaudes sur le périnée ; en renouvelant ces moyens pendant 24 ou 48 heures et même plus, si c'est nécessaire, on arrive à franchir le rétrécissement avec des bougies qui n'avaient pu passer auparavant.

Dès qu'on a pu introduire une bougie filiforme, le mieux est de la laisser à demeure pendant quelques jours ; elle est, en général, bien supportée, sauf par quelques sujets nerveux impressionnables ou dont la vessie est très susceptible.

Les malades urinent le long de la bougie ; quelquefois la première miction est très difficile, la deuxième l'est déjà moins ; et plus longtemps la bougie reste en place, plus la miction se fait facilement par la suite. Les malades remarquent avec étonnement que la présence d'un corps étranger dans le canal ne les empêche pas d'uriner, même sous forme de jet, alors qu'avant le traitement, ils n'urinaient que goutte à goutte.

On laissera la bougie en place, cinq à six jours, après lesquels on peut, en général, passer le n°.9 ou le n° 10 ; dès lors, on continuera la dilatation, en passant tous les jours des numéros de plus en plus forts.

Quelquefois, une cystite du col oblige à retirer la bougie ; il faut alors s'occuper de la cystite et recommencer le traitement plus tard.

D'autres fois, les malades ne peuvent pas uriner : la présence de la bougie empêche la miction ; il suffit alors de la retirer pour que les urines s'écoulent plus librement qu'avant ; on la remet ensuite et il est rare qu'on soit obligé, pour permettre définitivement la miction, la bougie restant dans le canal, de l'enlever et de la remettre plus de deux ou trois fois.

Il n'est pas toujours possible de continuer la dilatation à partir du n° 9 ou du n° 10, même en employant les bougies Béniqué ou le procédé du Professeur Le Fort ; on est alors obligé de recourir à l'urétrotomie interne.

b) Les rétrécissements *infranchissables*, au moins ceux d'origine blennorrhagique, ont été niés. Les rétrécissements traumatiques peuvent interrompre complètement la continuité du canal comme notre *Atlas des Maladies des voies urinaires* (Guyon et Bazy) en reproduit un exemple.

Ce même ouvrage contient un autre exemple

de rétrécissement infranchissable, celui-là d'origine blennorrhagique (*Atlas*, p. 173, *fig.* 73) et il est d'autant plus remarquable que cliniquement il n'était pas infranchissable, alors qu'il l'était anatomiquement : le bout postérieur de l'urètre communiquait avec le bout antérieur, par l'intermédiaire de cavités d'abcès entourant l'urètre dans lequel il s'ouvrait ; la bougie qui, durant la vie du malade, avait été introduite dans le canal, était arrivée jusque dans la vessie, en passant par ces cavités.

Le traitement de ces cas-là appartient non plus à l'urétrotomie interne, mais à l'urétrotomie externe, seule ou avec cathétérisme rétrograde.

3° *Rétrécissements péniens.* — Les considérations précédentes, relatives aux rétrécissements des régions scrotale et surtout périnéo-bulbaire, sont applicables aussi à un assez grand nombre de rétrécissements péniens ; mais ceux-ci présentent, en outre, certaines particularités qui donnent lieu à des indications spéciales de traitement.

Ces rétrécissements, en forme de virole, sont particulièrement durs et difficilement dilatables. On se trouvera bien pour eux, comme pour certains rétrécissements de la portion scrotale du canal, d'employer des instruments droits, car ils s'accommodent mal de la courbure des Béniqué ; les bougies métalliques passent plus facilement que celles en gomme, on les emploiera de forme droite et on les poussera jusqu'au périnée.

Ce moyen donne de bons résultats ; mais, assez souvent, surtout quand il y a une large induration, il reste insuffisant comme, du reste, l'urétrotomie interne faite avec l'instrument de Maisonneuve ; de plus, avec les rétrécissements étroits, il ne peut être employé.

Pour ces cas complexes, il existe un procédé opératoire très satisfaisant qui consiste à scarifier profondément ou mieux, pour indiquer exactement la profondeur des incisions, à urétrotomiser le canal en trois ou quatre points différents avec l'instrument de Civiale, par exemple, ou tout autre instrument analogue permettant de faire des incisions dans tous les sens. De cette manière, les rétrécissements les plus difficiles deviennent largement permeables.

Ce procédé de scarification convient aussi très bien à certains rétrécissements des portions scrotale ou périnéo-bulbaire, dans lesquels existent des brides inférieures ou latérales que la dilatation ou l'urétrotomie de Maisonneuve n'ont pas fait disparaître.

4° Rétrécissements traumatiques de la portion membraneuse. — Les rétrécissements de la portion membraneuse se comportent en général comme les rétrécissements traumatiques, c'est-à-dire qu'ils ont une évolution rapide ; en quelques mois, ils sont constitués de façon à rendre la miction très difficile.

Dans ces conditions, étant donnés les résultats précaires que donne l'urétrotomie interne, il vaut mieux avoir recours à une autre opération et ici c'est à l'urétrotomie externe combinée au cathétérisme rétrograde qu'il faudra avoir recours ; il ne faut pas s'attarder à l'urétrotomie externe seule qui ne peut rien donner.

Dans quelques cas exceptionnels, les rétrécissements peuvent avoir une évolution lente, comme j'en ai cité un exemple démonstratif à la Société de Chirurgie (janvier 1897) et l'urétrotomie interne, quand elle est possible, paraît leur convenir ; elle a été faite sur la paroi supérieur et a donné un bon résultat qui se maintient depuis plus d'un an.

5° *Rétrécissements complexes ; multiples.* — Les diverses variétés de rétrécissements que je viens de passer en revue peuvent être réunies sur un même sujet ; on comprend alors que le même traitement ne puisse pas convenir à tous les malades et que chaque malade ne soit pas passible que d'un seul mode de traitement.

Il faudra souvent combiner plusieurs méthodes, remplacer l'une par l'autre, appliquer chez un même sujet un procédé à l'un, un second procédé à l'autre de ses rétrécissements. Du reste, il est impossible de passer en revue tous les cas qui peuvent se présenter et donner des indications pour chacun d'eux ; les éléments de ces indications ont été établis à propos de chaque variété de rétrécissements, c'est au clinicien de savoir les approprier aux circonstances.

2. Rétrécissements compliqués. — Les rétrécissements peuvent être compliqués d'abcès, de poches urineuses, de fistules, d'accidents infectieux, de fièvre ou de stagnation d'urine.

1. Abcès péri-urétraux. — C'est un principe de chirurgie générale que lorsqu'un abcès existe en un point quelconque, il faut évacuer le pus qu'il contient, *a fortiori* quand cet abcès peut être le point de départ d'une complication aussi grave que le phlegmon diffus péri-urétral, urineux ou non. Donc, l'indication première, dans le cas du rétrécissement compliqué d'un abcès, c'est d'ouvrir et d'évacuer cet abcès ; quant au rétrécissement, il doit être traité, d'après les indications, par la bougie à demeure ou la dilatation, ou l'urétrotomie interne, soit même au besoin par l'urétrotomie externe, suivant l'étendue de l'abcès, suivant les désordres qu'il aura déterminés dans le périnée ; par urétrotomie externe, je veux dire qu'il ne faudra pas craindre de réséquer les tissus avoisinant et contribuant à fermer le canal urétral, si ces tissus sont infectés et trop malades ; je ne repousse donc aucun mode d'intervention dans ces cas.

En revanche, ce qu'il faut savoir, c'est que beaucoup de ces abcès, quoique ayant une origine urétrale, ne sont nullement en communication avec l'urètre : l'infection s'est faite de proche en proche ; les micro-organismes partis de l'urètre ont pénétré très probablement dans les glandes, ont détruit la barrière qui les isolait, ont envahi le tissu cellulaire péri-urétral où ils ont trouvé un milieu favorable à leur développement, y ont pullulé et déterminé un abcès. Ils n'ont rien autre de commun avec l'urine que les microbes que celle-ci tient en suspension.

Ces abcès se comportent différemment : tantôt ils s'ouvrent du côté de l'urètre, et alors la fistule sera constituée dès que l'on aura fait l'incision à la peau ; tantôt ils s'ouvrent du côté de la peau ; tantôt ils donnent lieu à un phlegmon diffus péri-urétral.

Si l'abcès était, aussi souvent qu'on le prétend, en communication avec l'urètre, on le viderait plus ou moins facilement dans le canal par la pression ; or, le cas est assez rare.

Il faut, du reste, empêcher cette communication qui est souvent secondaire ; c'est pourquoi, et aussi pour éviter la diffusion du mal, l'incision doit être *précoce* ; elle sera médiane, large et profonde.

Les abcès ne coïncident pas toujours, tant s'en faut, avec des rétrécissements étroits, ce qui prouve bien qu'ils ne sont pas causés uniquement par l'obstacle au cours de l'urine.

Enfin, il est très commun, quand on les incise simplement, sans s'occuper du canal, de les voir guérir rapidement, sans que la plaie ait donné, à aucun moment, passage à l'urine. Ainsi donc, dire et soutenir que faire l'urétrotomie interne, en même temps qu'on incise l'abcès urineux, est le meilleur moyen, et peut-être le seul, d'éviter la fistule urinaire, c'est soutenir une opinion en contradiction évidente avec les faits, c'est ignorer les cas nombreux d'abcès péri-urétraux, sans fistule consécutive.

Les cas où l'on a fait simultanément l'urétrotomie interne et l'incision de l'abcès, prouvent tout simplement l'innocuité de l'urétrotomie interne ; ils ne prouvent rien de plus et surtout ils ne prouvent pas l'utilité de l'opération, attendu qu'il n'est pas rare de voir, après l'incision simple de l'abcès, l'urètre devenir beaucoup plus perméable qu'avant, en sorte que la nécessité de l'urétrotomie reste à démontrer.

Aussi, je pense que la conduite la plus prudente consiste à ne toucher au canal pour le dilater ou pour l'urétrotomiser, que quelques jours après l'incision de l'abcès ; on se rend ainsi mieux compte des conditions vraies du rétrécis-

sement et on peut rationnellement le traiter,
puisqu'on obéit plus strictement aux indications.

2. Poches urineuses. — Quelques poches urineuses, petites, cèdent à la dilatation du canal
ou à l'urétrotomie interne ; les poches larges ne
disparaissent guère que par la résection ; alors,
mieux vaut faire aussi la résection du rétrécissement, au moins du côté de la paroi inférieure ;
mais ce sont là des faits rares sur lesquels je
n'insiste pas.

3. Fistules urinaires. — L'existence des fistules
urinaires donne lieu à des indications très-va-
riables.

M'occupant peu des fistules urinaires situées
sur le pénis, qui souvent ne s'accompagnent pas
de rétrécissements et peuvent être guéries par
des méthodes autoplastiques bien connues, j'é-
tudierai surtout les fistules scrotales et périnéales.

J'ai déjà dit que le meilleur moyen de les éviter était d'ouvrir les abcès d'une manière précoce.

Quand la fistule est récente, elle peut guérir
seule, par le fait que le canal est largement ou-
vert ; on peut favoriser son occlusion soit en
mettant une sonde à demeure, soit, ce qui vaut
mieux, surtout si le cathétérisme est facile, en
sondant le malade toutes les fois que c'est néces-

saire. Plus tard, on peut essayer des cautérisations au galvano-cautère.

Quand la fistule est ancienne, c'est à l'incision
et à l'avivement qu'il faut avoir recours ; c'est
plutôt excision qu'il faut dire. Elle portera sur
tous les tissus indurés qui entourent la ou les
fistules et le canal, et sera suivie de la suture de
l'urètre quand les tissus paraîtront jouir d'une
vitalité suffisante, d'une autre suture portant sur
les parties molles et d'une dernière sur la peau.

Lorsque l'excision des tissus morbides aura
porté sur une grande étendue, que l'antisepsie
n'aura pas été suffisante, que le rapprochement
des parties molles et surtout des bouts de l'urètre
sectionné ne pourra être fait, à l'exemple du
Professeur Ollier et de M. Horteloup, on laissera
la réunion se faire par bourgeonnements et les
résultats souvent n'en seront pas moins satisfai-
sants. On pourra encore, surtout si on a pu
suffisamment désinfecter les tissus, si ces tissus
sont suffisamment souples et sains, les suturer
autour de la sonde. Si la réunion par première
intention est obtenue, le canal peut rester souple,
large et facilement perméable aux sondes et à
l'urine.

Si la fistule est unique et ne s'accompagne pas
d'induration des parties voisines, ni de rétrécissement, ou si celui-ci est *largement* dilaté, on
se contentera, après incision et avivement, de

faire des sutures transversales comprenant toute l'épaisseur des tissus ; c'est, en un mot, une vraie périnéorraphie.

Il est important de faire arriver l'avivement jusqu'à l'orifice urétral de la fistule qu'il s'agit de détruire ; souvent, en effet, il existe à ce niveau des bourgeons infectés et peu vivants, peu aptes, par conséquent, à la réunion par première intention.

Il me resterait à traiter d'un autre ordre de fistules ; cependant, comme il s'agit de cas complexes, sortant un peu du cadre que je me suis tracé, je n'insisterai pas ; j'en dirai un mot : il s'agit, en effet, des fistules prostato-rectales, dont la cure est si difficile ; il n'est pas question des fistules tuberculeuses, mais de celles qui sont consécutives à des abcès.

En général, leur traitement est très long : la sonde à demeure, les cautérisations au moyen du galvano-cautère, quand on peut trouver l'orifice rectal, peuvent donner des résultats ; si cela ne suffit pas, il sera bon d'imiter la conduite de Ziembicki, dans une opération, décrite au Congrès de Chirurgie de 1889, qui consiste dans le dédoublement de la cloison prostato-rectale, et dans un mouvement de rotation imprimé à l'extrémité inférieure du rectum, de façon à éloigner l'orifice rectal de l'orifice prostatique.

Les fistules prostato-périnéales donnent lieu aux mêmes considérations, ayant été jusqu'à exiger, dans quelques cas, pour être guéries, de vraies tailles périnéales.

4. Stagnation d'urine. — Les rétrécissements compliqués de stagnation d'urine méritent une mention spéciale, en raison des indications particulières auxquelles ils peuvent donner lieu.

La stagnation peut être plus ou moins considérable ; les urines sont plus ou moins altérées, plus ou moins infectées et chargées de pus ; le rétrécissement peut être plus ou moins étroit.

Ce rétrécissement étroit, dont la dilatation serait longue, bien que possible, avec urines purulentes et une vessie qui ne se vide pas, demande à être traité par l'urétrotomie interne. Il importe, avant tout, d'assurer un prompt et facile écoulement à l'urine et de supprimer rapidement les causes d'infection ; l'urétrotomie est le moyen le plus rapide et le plus sûr d'arriver à ce résultat.

Ces conditions pathologiques peuvent coïncider avec d'autres particularités, et alors, à l'urétrotomie interne, on substituera l'urétrotomie externe, mais je n'insiste pas sur ce point.

Un rétrécissement large et rapidement dilatable, quoique coïncidant avec de la stagnation et des urines infectées, pourra être simplement traité par la dilatation.

Dans les cas intermédiaires, on tiendra compte, pour se décider, des autres conditions dont une et non la moins importante, l'existence d'accidents d'infection et d'intoxication et, en particulier, la fièvre, doit être étudiée avec soin.

5. Intoxication ; infection. — Ainsi que cela est dit dans le deuxième volume (*Séméiologie*) quand nous étudions l'intoxication et l'infection, la stagnation d'urine dans la vessie avec ou sans distension de l'organe s'accompagne d'accidents d'intoxication par stase dans l'appareil urinaire supérieur, caractérisés par la perte des forces et de l'appétit, la pâleur et la sécheresse des téguments, les vomissements, la constipation, etc., et aussi d'accidents d'infection qui se surajoutent à ceux-là, les augmentent, les aggravent, donnant lieu aux symptômes bien connus des infections : troubles de l'appareil digestif, respiratoire, et enfin fièvre pouvant revêtir différentes formes et en particulier la forme rémittente qui représente la fièvre des infections.

Les manifestations de l'infection ne revêtent pas toujours les mêmes caractères ; les symptômes n'ont pas tous une égale importance ; les uns peuvent prédominer sur les autres. Quelques-uns peuvent revêtir un caractère bruyant

et dominer les autres — un d'entre eux peut at-
tirer l'attention plus particulièrement.

C'est ainsi que la fièvre dans l'infection de
l'appareil urinaire, aussi bien que dans l'infection des autres appareils, est le symptôme
prédominant, aussi lui consacrons-nous, au milieu des accidents infectieux, un paragraphe à
part.

Fièvre. — Cette complication des rétrécissements est en effet de première importance ; car,
à elle seule, elle suffit à établir l'indication opératoire.

Toute théorie mise à part, la fièvre dans les
maladies des voies urinaires, est le résultat d'une
infection dont une des conditions, dans les cas
de rétrécissement, est l'obstacle apporté au libre
cours de l'urine : d'où stagnation microbienne,
vase clos et, par suite, à défaut de l'exaltation de
la virulence, possibilité d'absorption ou mieux
de résorption de produits toxiques : l'obstacle
supprimé, cette condition disparaît. Dans l'espèce,
l'urétrotomie agit comme agirait l'ouverture
d'un abcès ; or, la fièvre n'a jamais passé pour
une contre-indication de l'incision des abcès.

Ce que je dis ici de la fièvre, en général, s'ap-
plique aussi à cette forme de fièvre qui ressem-
ble à l'accès paludéen et qui est si facilement
suivie de défervescence complète.

Il m'est arrivé trop souvent de supprimer

cette forme avec le salol pour ne point insister
ici sur la valeur thérapeutique de ce médica-
ment ; mais, d'autre part, je suis tellement convaincu de l'innocuité de l'urétrotomie que, même
dans ces cas, je la préfère : car en la faisant, j'obéis
à une indication causale ; je réserve le salol aux
seuls sujets qui redoutent et ne veulent pas accepter l'opération.

**Considérations générales sur le traite-
ment des rétrécissements.** — En résumé, les
moyens (¹) de traitement à opposer aux rétrécissements peuvent se grouper ainsi :

Urétrotomie externe simple (p. 171)

Rétrécissements infranchissables
//	avec fistules	
//	avec induration considéra- ble du périnée.	compliqués ou non d'accidents d'infection ou d'intoxication.
//	traumatiques, périnéaux (méthode de choix)	

*Urétrotomie externe avec cathétérisme rétro-
grade.*

Rétrécissements membraneux
// périnéaux où le bout postérieur de l'autre ne peut
être retrouvé.

(¹) Je dis *moyens* de traitement et non *méthodes*, pour
bien indiquer que les diverses opérations ne doivent
pas être opposées l'une à l'autre, chacune d'elles ayant
ses indications. Vouloir employer l'une à l'exclusion
des autres, serait commettre une grave erreur.

Urétrotomie interne ([1]) (*p.* 133)

Rétrécissements durs
//   non dilatables
//   traumatiques   périnéaux (exceptionnellement)
//   avec stagnation urineuse
//   avec accidents d'infection (fièvre, etc.) et d'intoxication.

Sections multiples

Rétrécissements péniens (souvent)
//   périnéaux (plus rarement

Cathétérisme métallique droit

Rétrécissements péniens.
//   scrotaux.

Dilatations : temporaire progressive ; immédiate du Professeur Le Fort

tous les autres cas de rétrécissements.

([1]) La *divulsion* de Voillemier pourrait être mise en parallèle avec l'urétrotomie interne, mais cette opération qui paraît avoir donné cependant de bons résultats entre les mains de Voillemier ne peut plus avoir beaucoup de partisans. C'est une méthode aveugle, brutale et dangereuse. Elle est absolument contre-indiquée dans les rétrécissements péniens, et ne pourrait guère convenir qu'aux rétrécissements périnéaux, et dans cette catégorie qu'aux rétrécissements dits élastiques qui, sans offrir une grande longueur, se laisseraient facilement dilater ; et encore, dans ces conditions, il vaut mieux employer la dilatation.

J'ai, avec intention, complètement négligé de mentionner l'*électrolyse* qu'elle s'appelle linéaire ou circulaire. Comme beaucoup d'autres, j'ai essayé de ce moyen de traitement et j'ai vu, en outre, bien des malades chez lesquels il avait été employé ; or, de tous ces cas, et je parle ici surtout de l'électrolyse linéaire (1), aucun n'était favorable à la méthode, beaucoup tournaient à sa confusion. On comprendra donc que je n'insiste pas ; mais, on me permettra une comparaison : quand on pratique l'électrolyse linéaire, on fait, quoiqu'on en dise, de l'électro-caustique. Or, que dirait-on, aujourd'hui, d'un chirurgien qui proposerait d'enlever une tumeur du sein avec les flèches caustiques ? Répondre, c'est juger la méthode.

Urétrotomie interne (2) — L'urétrotomie interne pouvant être, dans quelques circonstances, une opération d'urgence, il me paraît important d'en indiquer le manuel opératoire.

Elle suppose un canal assez large pour pouvoir accepter le conducteur cannelé de l'urétrotome de Maisonneuve qui correspond au n° 9 environ. Cela ne veut pas dire qu'il soit indis-

---

(1) L'électrolyse circulaire étant faite avec 3 ou 4 milliampères n'est pas dangereuse.

(2) Il s'agira ici de l'urétrotomie interne par le procédé de Maisonneuve.

pensable de pouvoir passer une bougie n° 9,
car les instruments métalliques glissent plus facilement que les ins-
truments en gomme ;
mais un rétrécisse-
ment très étroit n'ad-
mettrait que très dif-
ficilement ce con-
ducteur cannelé, si
toutefois il l'admet-
tait, aussi sera-t-il
bon, dans ce cas, de
mettre pendant un ou
deux jours (quelque-
fois plus longtemps)
une petite bougie fili-
forme à demeure :
sous l'influence du
séjour de cette bougie,
le canal se dilatera suf-
fisamment pour lais-
ser passer les autres
instruments et, en
premier lieu, la bou-
gie armée qui pré-
cède le conducteur
cannelé.

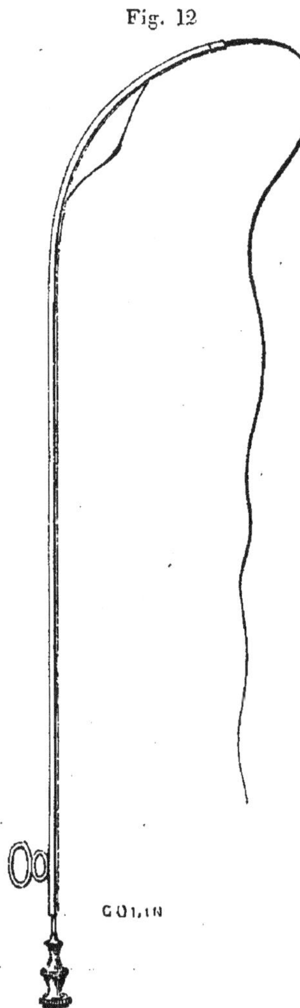

Les instruments nécessaires pour faire l'urétrotomie interne d'après le procédé Maisonneuve

presque exclusivement employé en France sont :

1° Une bougie fine de gomme armée d'un pas de vis à son extrémité supérieure (*fig.* 12).

2° Un conducteur cannelé, c'est-à-dire un espèce de mandrin métallique présentant, comme toutes les sondes métalliques évacuatrices, une portion courbe, creusé sur sa concavité d'une rainure profonde dans laquelle glissera la lame de l'urétrotome et pouvant se visser sur la bougie conductrice.

3° La lame de l'urétrotome qui a la forme d'un soc de charrue ou plutôt celle d'un triangle isocèle, rattachée par sa base à la tige qui doit la faire manœuvrer ou glisser dans la rainure et dont le sommet opposé est arrondi et émoussé, de telle sorte que cette lame ne coupe que par le reste de ses bords, et ne peut ainsi couper que les points qui ne se laissent pas écarter par le sommet émoussé, non tranchant.

4° Un mandrin métallique plus long que les sondes ordinaires dont on se sert, c'est-à-dire mesurant environ 40 centimètres. Il peut se visser sur la bougie conductrice.

5° Une sonde à bout coupé, c'est-à-dire ouverte aux deux extrémités, d'un diamètre variable suivant la largeur de l'incision que l'on aura faite avec la lame de l'urétrotome, car l'urétrotome a en général 3 lames, qui peuvent passer par les n°ˢ 18, 21, 23 de la filière Charrière, dont la hauteur, par conséquent, est de 6 millimètres, 7 millimètres, 7 millimètres $^2/_3$.

En général, on peut se servir de la lame n° 23, sauf peut-être pour les rétrécissements péniens qui exigent des sections multiples et où le n° 21 peut suffire.

Si l'on s'est servi d'une lame n° 23, on peut mettre à demeure une sonde à bout coupé n° 17.

L'opération de l'urètrotomie interne exige une asepsie préalable du chirurgien, des instruments, du malade. Je n'ai pas à insister sur ces points, ils sont connus, de même que la manière dont cette asepsie doit être faite.

On introduit la bougie armée, si elle n'est pas déjà à demeure dans le canal ; on s'assure que cette bougie est dans la vessie, qu'elle n'est pas repliée sur elle-même, comme on a pu le noter dans quelques cas, où la bougie a été ensuite sectionnée par la lame de l'urétrotome. Pour avoir la certitude que la bougie est entrée correctement, on doit visser le mandrin et repousser la bougie profondément dans l'urètre, jusqu'à ce que le pas de vis soit arrivé dans la portion scrotale environ ; ce mouvement doit être exécuté simplement, facilement, sans aucune résistance, et si l'on avait quelques doutes, il vaudrait mieux retirer complètement la bougie, voir si elle n'est pas déformée et la réintroduire ou en prendre une autre.

Dès qu'on s'est assuré que la bougie est bien placée, on dévisse le mandrin et on visse le conducteur cannelé. On l'introduit alors lentement, prudemment, d'après la règle d'introduction des instruments courbes que l'on trouvera décrite plus loin. La lenteur et la prudence sont d'autant plus nécessaires ici, que très souvent ce conducteur est serré dans le rétrécissement, et cette pression modifiera et annulera presque les sensations qui résulteraient de la mauvaise direction de l'instrument.

Dès que l'extrémité du conducteur est dans la vessie, on peut voir s'écouler un peu d'urine le long de la rainure.

Il n'est pas nécessaire d'abaisser le pavillon entre les cuisses du malade ; il vaut mieux ne pas redresser la courbure de l'urètre ; on maintient la tige de l'instrument incliné à 45° environ ; on la fait tenir solidement par un aide qui appuie son avant-bras sur la cuisse du malade, ou le soutient avec sa main du côté opposé.

Cela fait, le chirurgien engage la lame de l'urétrotome dans la rainure, d'une main tend la verge, et de l'autre pousse la lame ; il faut faire effort au niveau du ou des rétrécissements ; l'on éprouve alors la sensation d'une ou plusieurs résistances vaincues ; quand la lame est au bout de sa course, on la retire et on a les mêmes sensations mais atténuées, au retour qu'à l'aller ; il s'écoule à peine quelques gouttes de sang, quelquefois même pas du tout. Le conducteur cannelé est alors retiré ; il est dévissé et remplacé par le mandrin que l'on confie à un aide qui le maintient vertical et un peu enfoncé dans le canal. Le chirurgien prend la sonde à bout coupé et, après l'avoir graissée, la met sur le mandrin qu'elle engaîne ; l'aide tenant toujours verticalement le mandrin par son extrémité supérieure, le chirurgien tend la verge et repousse la sonde qui glisse le long du mandrin et de la bougie conductrice, jusque dans la vessie. Quand elle est arrivée, l'aide retire à la fois mandrin et bougie conductrice. L'urine qui doit alors couler, quelquefois ne sort pas et l'on pourrait croire que la sonde n'est pas dans la vessie ; si l'opération a été faite correctement, il n'y a rien à craindre. L'absence d'urine tient à ce que la sonde a été trop enfoncée dans la vessie et que les orifices sont collés par la muqueuse, ou bien à ce qu'elle est bouchée par un caillot, ce à quoi on remédiera en retirant un peu la sonde ou en donnant un coup de seringue. On lavera la vessie avec la solution boriquée, et on fixera la sonde par l'un des nombreux procédés connus ; le meilleur est encore celui qui consiste à la fixer aux poils avec deux fils de coton.

Il est important de bien placer la sonde à demeure, de ne pas trop l'enfoncer pour qu'elle n'offense pas la muqueuse vésicale, cependant il faut l'introduire suffisamment pour qu'un faux mouvement ne vienne pas faire sortir de la vessie la portion où se trouvent les œils ; c'est par tâtonnement que l'on réglera la position exacte.

La sonde doit, en général, rester quarante-huit heures ; si elle était mal supportée, on pourrait l'enlever au bout de vingt-quatre ou trente-six heures, surtout si les urines n'étaient pas trop septiques. Pour éviter les frissons, il faut faire boire le malade abondamment, de façon à diluer le plus possible les produits infectieux, et lui donner du salol à l'intérieur.

Traitements post-opératoires. — Il ne faut pas croire que lorsqu'on a dilaté un canal, on a tout fait, qu'il a suffi de pratiquer l'urétrotomie interne ou externe, pour assurer à l'urètre une perméabilité définitive et toujours égale. En d'autres termes, on ne peut pas dire, quelle que soit la méthode employée, qu'on a guéri radicalement un rétrécissement, de façon à n'avoir plus à s'en occuper. Néanmoins dans les cas de résection de rétrécissements et surtout de rétrécissements traumatiques, quand on a obtenu la réunion primitive, on a placé les malades dans les meilleures conditions pour éviter la récidive.

Mais, en thèse générale, on peut dire qu'un rétrécissement doit toujours être surveillé, c'est-à-dire qu'il faut maintenir le calibre obtenu, par le passage, à intervalles plus ou moins éloignés, de bougies dilatatrices.

Assurément, on citera un certain nombre de cas de guérisons radicales par l'une ou l'autre des méthodes ; mais, il ne faudrait pas s'appuyer sur eux pour affirmer qu'il doive toujours en être ainsi, certains canaux, en effet, restant dilatés quelle qu'ait été la façon dont la dilatation a été obtenue. Par contre, il est parfois fort difficile de maintenir un canal dans l'état de dilatation où on l'a amené et il n'est pas rare de le voir se resserrer à nouveau ; on pourrait alors laisser à demeure dans le canal, pendant huit jours, une bougie n° 7 ou 8, après quoi l'urètre, qui ne pouvait accepter qu'un n° 12 ou 13, laissera passer facilement un n° 16, 17 ou même plus.

Il existe des rétrécissements qui ont une marcho oxooooivomont lonto : jo ooigno aotuollomont un vieillard de soixante-douze ans, robuste et bien portant du reste, dont l'urètre est atteint de plusieurs rétrécissements dans lesquels je n'ai pu passer qu'une bougie n° 8 ; or, ce malade a été trouvé porteur d'un rétrécissement il y a trente ans passés.

On revoit de temps en temps des malades, atteints de rétrécissements dilatés, qui ne se sont pas sondés depuis un an et dont le canal a conservé le même calibre.

Vouloir donc conclure du particulier au général, serait s'exposer à des erreurs. Assurément, je ne nie pas que la façon de pratiquer l'urétrotomie interne ou externe n'ait une influence sur la marche ultérieure et sur le sort définitif des rétrécissements, mais, dans beaucoup de cas, le mode opératoire n'y est pour rien.

Il faut donc que le malade se sonde, quand son canal a été dilaté ; mais, il doit le faire le moins souvent possible, le passage d'une sonde étant une cause d'irritation.

La règle que je me suis imposée en pareille circonstance, est de recommander le sondage à des intervalles de huit jours d'abord, puis, je les fais éloigner de plus en plus, tant que les malades ne s'aperçoivent pas que leur canal se rétrécit ; c'est ainsi que j'ai des malades qui ne se sondent que tous les mois, tous les deux mois, et même moins souvent : à ce degré-là on peut considérer la guérison comme radicale.

Il faut encore faire aux malades une autre recommandation, celle de se sonder aseptiquement et de ne jamais se sonder quand, la veille, ils ont exposé leur urètre à une cause de congestion comme le coït ou surtout les écarts de régime. Je considère cette préoccupation d'éviter toute cause d'irritation du canal, comme assez importante pour que je recommande aux malades qui, par le fait de la stagnation, sont obligés de se sonder tous les jours, de le faire avec une sonde notablement plus petite que ne le comporte le calibre de leur urètre.

II. SPASME. DÉPRESSIBILITÉ.
FAUSSES ROUTES.

Spasme. Dépressibilité. — Spasme de l'urètre et dépressibilité anormale du cul-de-sac du bulbe semblent, au premier abord, deux causes distinctes s'opposant à l'entrée d'une sonde dans la portion membraneuse de l'urètre; en fait, dans l'immense majorité des cas, sauf chez quelques jeunes sujets, elles se confondent.

En général, le sphincter ne s'ouvre pas, parce qu'on n'amène pas bien la sonde en face de lui ; en effet, quand on l'amène bien, une pression douce, assez prolongée, suffit pour l'ouvrir ; on en est averti par le malade qui pousse une plainte spéciale, en même temps qu'on sent la sonde s'enfoncer, être en quelque sorte avalée, passant au travers d'un isthme où elle est légèrement étreinte.

Pour placer le bec de la sonde en face de l'entrée de la portion membraneuse et l'y faire pénétrer, il faut avoir le soin de bien tendre la verge, c'est-à-dire la paroi inférieure du canal.

Ce n'est que, dans certains cas particuliers de

spasme que, malgré une tension très grande de la verge, on ne peut pas passer : il semble que, sous l'influence de la contraction spasmodique, l'orifice de la portion membraneuse soit porté tout à fait contre la symphyse pubienne et que le canal fasse un coude à ce niveau. Dans ces conditions, pour traverser, il faut prendre une sonde dont le bec puisse suivre constamment la paroi supérieure de l'urètre, par exemple la *sonde à béquille* qui réalise très bien cette condition.

Cependant, avant d'avoir recours aux instruments coudés, on pourrait essayer d'une simple pression sur la boule de la sonde, exercée au moyen du doigt placé au périnée, pendant que la sonde est poussée lentement, manœuvre qui souvent suffit pour faire pénétrer l'instrument.

Fausse route. — Dans les cas de fausse route la sonde suit, en quelque sorte fatalement, une direction qui l'a fait engager d'emblée dans le mauvais trajet. Pour éviter cet obstacle, il faut employer un instrument qui suive la paroi supérieure de l'urètre, comme la sonde à béquille dont j'exposerai plus loin (p. 146) le mode d'emploi.

III. HYPERTROPHIE DE LA PROSTATE

Il est très important de bien se rappeler, comme nous les avons exposés plus haut

(p. 66 et suiv.) les divers cas qui peuvent se présenter, dans l'exploration de l'urètre prostatique ; et il faut tenir compte des particularités que va revêtir cette exploration prostatique ; de leur connaissance, en effet, résulte le choix des instruments susceptibles d'arriver jusqu'à la vessie, par suite la possibilité d'en pratiquer l'évacuation.

Cathétérisme. — Les *instruments* destinés au cathétérisme dans l'hypertrophie prostatique appartiennent à deux catégories, suivant qu'ils sont *souples* ou *rigides*. Le choix de tel ou tel d'entre eux, uniquement basé sur les résultats fournis par l'exploration de l'urètre et surtout de sa portion prostatique, est d'une importance capitale, telle que l'on peut dire, sans crainte d'être paradoxal : dans le cathétérisme, le choix de la sonde constitue le plus souvent toute l'habileté du chirurgien.

A. Instruments souples. — Les instruments souples qui, suivant les circonstances, peuvent être choisis sont :

les sondes en caoutchouc rouge,
les sondes à béquille,
les sondes bi-coudées.

1° *Sondes en caoutchouc rouge.*— Si malgré l'hypertrophie de la prostate, bien constatée par le toucher rectal, l'exploration nous a montré que la bougie à boule peut passer, nous con-

cluons qu'il n'y aura pas de difficultés de cathétérisme et par conséquent la première sonde
venue arrivera dans la vessie : la plus simple et
en même temps la plus inoffensive est la *sonde
en caoutchouc rouge* ; c'est à elle que l'on doit
donner la préférence.

Si la boule de la bougie exploratrice éprouve
d'abord un temps d'arrêt au niveau de la région
prostatique et passe ensuite, en produisant une
sensation de ressaut bien manifeste, cet arrêt et
ce ressaut sont évidemment dus à l'hypertrophie
du lobe moyen. Dans ces conditions, on pourra
encore essayer la *sonde en caoutchouc rouge*
qui parfois passera, mais, il y a bien des proba-
bilités pour que l'on soit obligé d'avoir recours à
un instrument spécial, tel que la sonde à béquille.

Si la boule est nettement arrêtée, un instrument droit ou impossible à diriger, comme la
sonde molle en caoutchouc, n'aura aucune
chance de passer. Cependant, il n'est pas impossible de faire pénétrer jusque dans la vessie
une *sonde en caoutchouc rouge* qui peut, grâce
à sa souplesse spéciale et à son élasticité particulière, rebondir contre l'obstacle et le franchir ;
mais c'est un pur hasard que, dans l'intérêt
même du malade, il est préférable de ne pas
tenter, à moins de circonstances toute spéciales
dont on reste juge. Il faut donc recourir à des
manœuvres plus rationnelles.

On pourrait utiliser une *grosse sonde*, car l'obstacle serait moindre pour elle que pour une petite ; mais, une sonde assez volumineuse pour éviter l'angle prostatique risquerait d'être d'un calibre trop fort pour le reste du canal et, dans tous les cas, son introduction serait douloureuse ; mieux vaut donc chercher d'un autre côté.

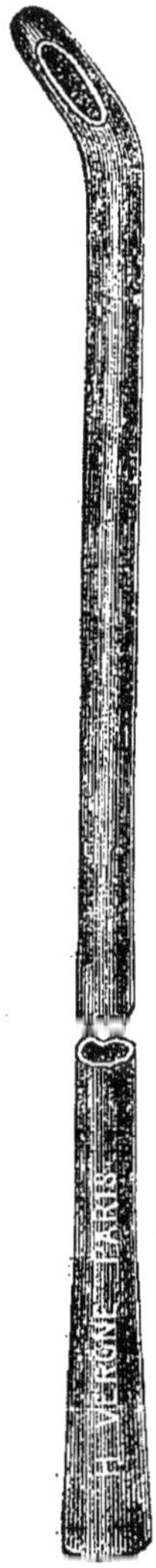

2° *Sondes à béquille.* — Si, au lieu de se servir d'une sonde droite, dont le bec suit toujours la paroi inférieure du canal, on prend une sonde dont le bec peut suivre la paroi supérieure, on franchira facilement l'obstacle : ce résultat est obtenu par la sonde dite à béquille ou sonde de Mercier (*fig.* 13).

On doit introduire cette sonde de façon à ce que le bec suive la paroi supérieure du canal ; il évite ainsi le cul-de-sac du bulbe, pénètre facilement dans la portion membraneuse, entre dans la première partie de la portion prostatique et arrive au passage difficile ; là, il présente au lobe moyen, qui se dresse devant lui, une face et non une extrémité ; alors, d'une manière naturelle et toute spontanée, il se place parallèlement à ce lobe moyen, et, continuant sa route, glisse sur le plan incliné qu'il rencontre, le franchit, puis arrive à la vessie.

On pénétrera encore plus facilement, si au lieu d'attaquer l'obstacle sur la ligne médiane là où il est le plus accentué, on le contourne en prenant une de ces rigoles latérales que j'ai signalées. Pour cela, quand la sonde a son bec arrivé dans la portion prostatique, on lui imprime, tout en la faisant progresser, des mouvements de rotation sur son axe, d'un quart de cercle environ, tantôt d'un côté, tantôt de l'autre ; ces mouvements ont pour effet de porter le bec de la sonde soit à droite soit à gauche, lui faisant décrire de véritables zigzags jusqu'à ce qu'il ait rencontré l'une des deux gouttières ; il s'y engage, l'obstacle semble s'effacer, on sent la sonde cheminer peu à peu et l'urine ne tarde pas à jaillir au pavillon.

Les deux gouttières sont généralement d'un calibre inégal, et la sonde s'engage de préférence dans celle qui est la plus large, par conséquent la plus accessible ; comme il n'est pas possible de prévoir de quel côté se trouve cette gouttière, il faut porter le bec tantôt à droite, tantôt à gauche : c'est la sonde elle-même qui trouve la meilleure voie.

Dans un grand nombre de cas, ces moyens, aussi simples qu'efficaces, permettent de pratiquer un cathétérisme jugé, au premier abord, impossible. Échoueraient-ils une première fois, qu'il ne faudrait pas, pour cela, rejeter la sonde à béquille.

Souvent, en effet, l'échec tient à ce que l'instrument n'a pas été choisi avec assez de soin : la sonde a une béquille insuffisamment prononcée et alors elle se comporte comme une sonde droite : la béquille est trop longue ou bien trop courte. En général, la difficulté ou la facilité du passage ne tient pas au plus ou moins de longueur de la béquille, mais plutôt à son inclinaison, aussi, dans les cas difficiles, est-ce à une béquille fortement prononcée qu'il faut recourir.

La grande facilité avec laquelle la sonde à béquille se manie et franchit les obstacles prostatiques, les garanties de sécurité qu'elle présente à l'opérateur, l'ont fait, à juste titre, dénommer la *sonde des prostatiques*. Avec cette sonde, en effet, si on est bien pénétré de l'idée qu'il faut toujours conduire ses instruments avec douceur, qu'il ne faut jamais forcer, on ne risquera pas de faire des fausses routes, contrairement à ce qui arrivait avec les sondes métalliques qui exigent des manœuvres spéciales, des efforts sur la valeur desquels il est très facile de se tromper, quand on n'a pas une grande expérience du cathétérisme.

3° *Sondes bi-coudées.* — Dans le cas où la

sonde béquille ne pourrait pas passer, il faut essayer la *sonde bi-
coudée* (*fig*. 14).
Cette sonde, suivant
encore plus exacte-
ment que la sonde béquille
ordinaire la paroi supé-
rieure de l'urètre, mieux
disposée en raison de sa
double coudure pour pré-
senter une face au lobe moyen hypertrophié, à la *barre prostatique,*
pourra quelquefois franchir avec
aisance un obstacle devant lequel
s'était arrêtée la sonde à coudure
simple. Je pourrais ainsi citer un
certain nombre de malades, obligés
de se sonder, auxquels le cathétérisme est devenu facile, depuis qu'ils
font usage de cet instrument.

Fig. 14

Toutes ces manœuvres, que j'ai
étudiées en allant du simple au com-
posé, lorsqu'elles sont faites avec douceur, sont inoffensives et à peu près
indolentes pour le malade : pour les
pratiquer, il n'est pas nécessaire
d'être rompu au cathétérisme, il
suffit d'attention, de réflexion et de douceur ;
la plupart du temps, elles sont couronnées de

succès ; aussi, est-il bon de toujours les tenter avant d'en venir à d'autres instruments et à d'autres manœuvres.

B. **Instruments rigides.** — Quand la sonde en caoutchouc, la sonde à béquille, la sonde bicoudée n'ont pu franchir la région prostatique, on doit essayer d'autres moyens.

Ceux-ci ont pour base : la possibilité de diriger le cathéter, de corriger et de modifier le canal de manière à l'adapter à l'instrument, ou bien encore d'adapter l'instrument aux différentes courbures de l'urètre ; pour cela, il est nécessaire d'employer des instruments dirigeables et ces instruments sont des *sondes rigides*.

Ces sondes rigides sont de deux sortes :

Les unes sont des *sondes métalliques* ;

Les autres sont des sondes molles rendues rigides au moyen de l'introduction, dans l'intérieur de leur canal, d'une tige métallique appelée *mandrin*.

1° *Sondes métalliques.* — *Cathétérisme curviligne.* — L'introduction de ces sondes se fait suivant les règles du cathétérisme curviligne,

Le malade est couché, les épaules reposant sur le lit, le bassin surélevé par un coussin. Le chirurgien se place à sa gauche (¹), de sa main

---

(¹) C'est la position indiquée par les classiques ; mais, le chirurgien doit pouvoir se placer indifférem-

gauche saisit, entre le médius et l'annulaire, la verge *en arrière du gland* et *latéralement* de façon à ne pas comprimer le canal qui occupe la face inférieure et à ne pas laisser glisser la verge qui se trouve retenue par le bord saillant formé par la couronne du gland. La sonde, préalablement aseptisée et graissée, tenue entre les deux ou trois premiers doigts de la main droite placés au voisinage du pavillon est introduite, la courbure regardant le malade, l'axe dirigé transversalement ou parallèlement au pli de l'aîne, la tige étant horizontale, le bec par conséquent regardant en bas vers le périnée ; pendant que la sonde s'enfonce en restant toujours horizontale, la verge tendue est attirée vers le pavillon : l'urètre et la sonde vont ainsi l'un au devant de l'autre suivant un mouvement que je ne saurais mieux comparer qu'à celui employé par les pêcheurs pour mettre un ver à leur hameçon. La sonde est ainsi enfoncée jusqu'à ce qu'elle soit *arrêtée* ; alors, la verge étant toujours tendue et le bec de la sonde maintenu dans sa position, le chirurgien ramène l'instrument vers la ligne médiane ; dans ce mouvement, surtout quand l'abdomen est assez développé, le pavillon étant obligé de se relever, la sonde pénétrera dans la

---

ment à droite ou à gauche ; du reste, la position pour la lithotritie est à droite.

portion membraneuse, ce dont on est averti parce que la sonde garde sa position fixe sur la ligne médiane, parce que spontanément elle ne peut ni s'incliner ni exécuter des mouvements de rotation : à ce moment, il suffit, en lâchant la verge, de prendre la sonde par le pavillon, de la faire basculer. de faire décrire à ce pavillon un arc de cercle du ventre vers les cuisses, de l'abaisser du côté des cuisses en la repoussant légèrement, pour la faire pénétrer dans la vessie.

Comme on peut le voir, le cathétérisme comporte *trois temps* :

Le *premier* répond à la traversée de toute la partie antérieure du canal ;

Le *deuxième* : à l'introduction de la sonde dans la portion membraneuse ;

Le *troisième* : à la traversée de la région prostatique et à l'entrée dans la vessie.

Dans la pratique, on peut presque réunir en un seul, le premier et le deuxième temps, lorsqu'ayant commencé à introduire la sonde parallèlement au pli de l'aîne, on en dirige la tige du côté de la ligne médiane au fur et à mesure qu'on l'enfonce. De même, le deuxième et le troisième temps peuvent aussi se confondre quand la prostate est souple et peu volumineuse : à peine le deuxième temps est-il accompli que déjà le bec de la sonde est arrivé au niveau du col de la vessie.

Ainsi donc, un chirurgien habile pourra confondre les trois temps en un seul ; mais il est toujours prudent de les séparer, on y gagnera toujours en sécurité ; en outre, cela est nécessaire au point de vue de l'enseignement.

Le passage du premier au deuxième temps n'est pas toujours facile : la sonde peut venir s'enfoncer dans le cul-de-sac du bulbe, au lieu de pénétrer directement dans la portion membraneuse. Dans ce cas, il est indiqué de faire une manœuvre, à laquelle quelques chirurgiens ont instinctivement recours quand ils pratiquent le cathétérisme. Elle consiste à mettre un doigt au périnée et un autre sur les bourses ; la main gauche (si l'on est à gauche) ou la main droite (si l'on est à droite) lâche la verge, et tandis que le médius soutient le périnée en avant de l'anus, au niveau du bec de l'instrument, le pouce appuie sur la sonde à travers le canal, au niveau des bourses ; de la sorte, on fait assez facilement pénétrer le bec dans la portion membraneuse.

Il y a un grand intérêt à s'assurer de cette pénétration ; car on évitera ainsi les fausses routes qui sont constatées si souvent dans cette région ; le critérium en est, je l'ai déjà dit, la fixité de l'instrument qui reste en quelque sorte dans la position où on l'a mis, sans avoir de tendance à exécuter des mouvements de rotation dans un sens ou dans un autre, et dans la sen-

sation qu'on éprouve soi-même que l'instrument
est légèrement serré, comme pincé. Aussi suis-
je d'avis de marquer un temps d'arrêt, à ce
moment, pour bien s'assurer du fait. Tous ces
mouvements doivent être exécutés avec la plus
grande douceur ; c'est, du reste, la seule manière
de bien savoir ce que l'on fait, et c'est, dans
tous les cas, le seul moyen d'éviter que la sonde
ne devienne un agent de traumatisme pour le
canal.

Le troisième temps, c'est-à-dire la traversée
de la prostate, souvent très facile avec les sondes
à grande courbure, peut cependant être quelquefois l'occasion de difficultés réelles. Le mieux
est encore ici de progresser lentement, d'abaisser
doucement le pavillon en le repoussant du côté
de la vessie.

Si cette manœuvre simple ne réussissait pas,
on pourrait mettre l'index dans le rectum, pour
appliquer, à travers la portion membraneuse, la
sonde contre la paroi supérieure moins déformée et sur laquelle le glissement est facile ;
dans le cas d'un nouvel échec, on pourrait chercher à accompagner le bec de la sonde tout le
long de la prostate, jusqu'à la vessie, mais il ne
faut pas trop compter sur le procédé et mieux
vaut avoir recours à d'autres instruments.

2° *Sondes à mandrins*. — Les deux formes
de mandrins les plus généralement employées

sont le mandrin à *courbure* de Béniqué et le mandrin *coudé*. Quelques chirurgiens recommandent aussi un mandrin à grande courbure.

La courbure de ce dernier, représentant à peu près celle des sondes de Gély ou mieux des sondes de Gély pour petits canaux, appartient à une circonférence de dix centimètres de diamètre, la partie courbée représentant environ un tiers de cette circonférence.

Le mandrin coudé doit son nom à ce qu'il porte, à deux centimètres environ de son extrémité, un coude fait suivant un angle de 45° ; en l'introduisant dans une sonde à béquille, on peut faire une sonde bicoudée.

Depuis que j'ai fait connaître ma sonde métallique à courbure de Béniqué (*fig*. 15) on a construit des mandrins ayant cette courbure et pouvant servir à donner aux sondes souples cette forme si rationnelle.

L'emploi de ces sondes est bien préférable à celui des sondes métalliques à grande courbure comme celles de Gély que, d'une façon générale, je proscris pour le cathétérisme évacuateur :

Parce qu'elles sont d'un maniement plus difficile, et plus dangereux par conséquent.

Parce qu'elles ne peuvent être laissées à demeure.

Lorsque le premier cathétérisme a été laborieux, que l'on craint de ne pouvoir repasser avec la même sonde quelques heures après, lorsqu'il y a d'anciennes ou de récentes fausses routes, il faut pouvoir laisser à demeure une sonde qu'il a été si difficile d'introduire ; or, cela est possible avec une sonde en gomme comme les sondes à mandrin, cela est impossible avec une sonde métallique.

Au reste, depuis qu'en chirurgie urinaire les préceptes de l'asepsie et de l'antisepsie sont rigoureusement suivis, la sonde à demeure n'est plus guère redoutée, d'autant plus que, laissée en place pendant quelques jours, elle suffit à modifier les parois du canal prostatique de telle façon que, par la suite, le cathétérisme peut se faire dans de bien meilleures conditions, souvent avec les instruments les plus simples comme la sonde en caoutchouc rouge.

a) La manœuvre du *mandrin courbe* a été imaginée par Dupuytren, bien qu'on l'attribue généralement à Hey (de Leeds) ; elle repose sur ce fait que, si, après avoir introduit ce mandrin dans une sonde, on vient à le retirer ou à pousser la sonde, le bec de la sonde décrit une courbe qui tend vers un cercle complet.

En conséquence, la sonde armée de son mandrin étant supposée à l'entrée de la région prostatique, si on vient à la pousser d'avant en arrière, son bec décrira un arc de cercle dans le cours duquel il franchira la région prostatique, pour arriver dans la vessie. L'obstacle sera franchi d'autant plus facilement qu'en même temps qu'on pousse la sonde, on aura retiré le mandrin parce qu'alors, le bec de la sonde aura encore plus de tendance à s'appliquer contre la paroi supérieure de l'urètre, qui ne présente ni anfractuosité, ni irrégularités susceptibles de l'arrêter.

b) Le *mandrin coudé* se manœuvre de la façon suivante :

Au moyen de ce mandrin coudé et d'une sonde à béquille ordinaire, on fait une sonde bicoudée : celle-ci est maniée comme un instrument courbe et introduite jusque dans la portion membraneuse ; à partir de ce moment commencent les difficultés, car des obstacles *naturels* (dépressions, cul-de-sac, hypertrophie du lobe moyen) ou *accidentels* (fausses routes, etc.) se présentent, qu'il faut éviter. Pour cela, il est absolument nécessaire de ne pas s'en approcher trop près, ni trop s'en éloigner, par conséquent de bien placer sa sonde : le bec doit à peine dépasser la portion membraneuse, à peine être engagé dans la portion prostatique, ce dont on s'assurera au besoin, par le toucher rectal ; le malade étant couché, la tige de la sonde doit être inclinée environ de 45 à 50°.

Dans ces conditions, pour exécuter le cathétérisme, le chirurgien saisit solidement d'une

main la plaque de mandrin, de l'autre main, la
sonde, retire un peu le mandrin et pousse d'autant la sonde pour s'assurer en quelque sorte du
bon fonctionnement de son appareil ; puis, prudemment, il retire le mandrin en même temps
qu'il pousse la sonde vers la vessie. Dans ce
mouvement, le bec de la sonde vient s'appliquer
sur la paroi supérieure de l'urètre, franchit l'obstacle que lui oppose le lobe moyen de la prostate, pénètre dans la vessie ; alors l'urine
s'écoule. Dans le cas où cet écoulement ne se fe-
rait pas, il faudrait voir, en essayant la liberté
de ses mouvements, si la sonde a pénétré réellement dans la vessie. Si cette pénétration a eu
lieu, c'est que l'obstacle au cours de l'urine tient
à la présence dans le canal de la sonde, d'un
caillot ramassé dans l'urètre et qu'il sera facile
de repousser à l'aide d'une injection d'eau aseptique brusquement poussée avec une seringue.

Quelquefois, on s'aperçoit que la sonde n'a
pas pénétré ; il faut alors la retirer et recommencer toute la manœuvre, en prenant encore de
plus grandes précautions qui consistent à s'assurer que l'on n'a pas placé la sonde trop loin dans
le canal, que le bec est bien maintenu en avant
de la prostate ou plutôt au niveau de son extrémité antérieure, que le pavillon de la sonde n'est
pas trop abaissé.

La manœuvre de ce mandrin est encore moins

simple que la manœuvre du mandrin à courbure
de Béniqué.

La sonde armée de ce dernier mandrin s'introduit comme une bougie de Béniqué ordinaire.
Quand la sonde est dans la vessie, on retire le
mandrin : il n'est pas nécessaire d'user de manœuvres spéciales. Aussi est-ce à ce dernier mandrin que je donne la préférence et de beaucoup
sur tous les autres.

La difficulté d'introduire des sondes à mandrins et la nécessité où l'on est, dans ces cas de
cathétérisme difficile, de laisser une sonde à demeure, ont fait imaginer des sondes pouvant s'introduire plus facilement et pouvant permettre le
placement d'une sonde molle ou leur remplace-
ment par une sonde souple. C'est ainsi qu'ont été
imaginées les sondes métalliques à bout coupé.

C. **Sondes métalliques à bout coupé.** — Amussat, M. Julliard (de Genève), M. Guyon ont imaginé
des sondes métalliques à bout coupé, c'est-à-dire
dont les deux extrémités sont ouvertes et dans
lesquelles on introduit un mandrin pour arrondir
le bec et l'empêcher d'être offensant pour l'urètre.

Les sondes d'Amussat et de M. Julliard sont à
courbure irrégulière, celle de M. Guyon aurait une
courbure de 10 centimètres de diamètre et la
longueur de la portion courbe serait égale au
tiers de cette circonférence ; elle répondrait au
n° 20 de la filière Charrière.

J'ai fait construire deux sondes de ce type sur la courbure des Béniqué. L'une est ouverte à son extrémité vésicale et nécessite l'introduction d'un mandrin ; (*fig.* 15).

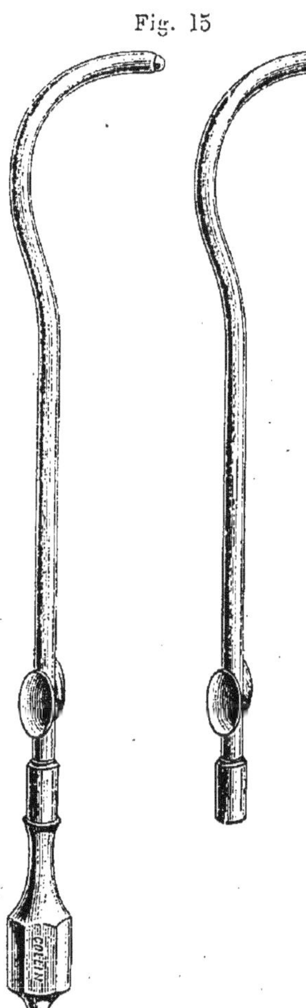

L'autre a un œil latéral presque terminal, le bout en est arrondi, elle ne nécessite pas de mandrin ; l'une et l'autre sont du n° 21 de la filière Charrière

Ces sondes, qu'il faut connaître, peuvent rendre de grands services dans certains cas déterminés ; pour beaucoup de praticiens, rompus au cathétérisme avec la sonde métallique, elles seront d'un usage beaucoup plus courant que celui de la sonde en gomme muni d'un mandrin dont la manœuvre est, en somme, assez délicate. Dans tous les cas, elles peuvent servir au cathétérisme répété ou non et à l'introduction d'une sonde à demeure.

Le cathétérisme se fait suivant les règles indiquées pour la sonde métallique à grande courbure. Je n'insiste pas.

Si on veut placer une sonde à demeure, on retire le mandrin, puis l'urine s'étant complètement écoulée, on introduit dans la sonde une bougie filiforme armée ou non d'un pas de vis, un fil d'argent un peu long et fort, un fil de fer, etc.

M. Guyon dit se servir d'une bougie armée sur laquelle il visse un mandrin en baleine, c'est-à-dire à la fois flexible et résistant : flexible pour pouvoir suivre les sinuosités de la sonde, résistant pour pouvoir être repoussé sans trop céder.

Si on n'a pas à sa disposition une bougie armée, on peut se servir d'une bougie filiforme ordinaire n° 5 ou 6, par exemple, qui est assez fine pour pouvoir passer facilement dans une sonde à bout coupé et assez résistante pour pouvoir être repoussée. On l'introduit par l'extrémité extérieure et on laisse sortir l'extrémité pointue ; à cette extrémité, on attache, en les faisant empiéter l'un sur l'autre de 1 centimètre à 2 centimètres, l'extrémité pointue ou vésicale d'une autre bougie de mêmes dimensions, ce qui fait un long conducteur.

On peut se servir encore d'un fort fil d'argent ou d'un fil de fer un peu mince.

Dans tous les cas, l'important est que ces conducteurs, improvisés ou non, soient aseptiques

et qu'ils aient plus du double de la longueur de
la sonde métallique.

Quand tout est ainsi disposé, que le conducteur est introduit dans la sonde jusqu'à la vessie
(si c'est un fil métallique il doit à peine dépasser l'extrémité vésicale de la sonde, aussi vaut-il
mieux ne pas s'en servir et, dans tous les cas, il
faut, au préalable, avoir mesuré la longueur
exacte qui doit être introduite dans la sonde), on
retire la sonde, en maintenant toujours le conducteur pour qu'il reste dans la même position ;
quand la sonde métallique est retirée, on a ainsi
dans l'urètre un conducteur qui sert à introduire
une sonde à bout coupé jusque dans la vessie,
absolument comme après l'urétrotomie interne.
Mais ce sont là des moyens de chirurgiens pris
au dépourvu. On peut et on doit être mieux ou-
tillé.

Dans la sonde que j'ai fait construire, l'extrémité, arrondie en bouton, du mandrin est creu-
sée de deux rainures latérales qui servent à lo-
ger un fil destiné à rattacher à l'extrémité de ce
mandrin, pour la passer dans le canal, la sonde
molle que l'on veut laisser à demeure ou la bougie filiforme, armée ou non, qui servira à conduire la sonde à bout coupé destinée elle aussi à
rester à demeure. Grâce à cette instrumentation,
la manœuvre devient encore plus simple.

En effet, la sonde métallique une fois entrée

dans la vessie, on retire le mandrin et on fait
boucher la sonde avec le doigt ou on la bouche
avec un fosset ; au moyen d'un fil, noué derrière
le bouton du mandrin, et passant dans les rainures où il se cache sans faire de saillie, on
fixe, à l'extrémité du mandrin, une sonde molle
ou une bougie armée qui fait ainsi suite à ce
mandrin ; on débouche la sonde métallique et
alors commence la manœuvre qui doit aboutir
au placement de la sonde à demeure.

On pourrait d'emblée introduire une sonde ;
mais, il ne peut guère entrer et passer facilement
dans l'instrument métallique qu'une sonde n° 16
ou 17, calibre qui pourra paraître petit, surtout
si l'urine est trouble et contient beaucoup de
mucosités, si la vessie a besoin d'être nettoyée,
ou si elle renferme des caillots qui passeraient
difficilement par un instrument aussi faible. Il
est donc préférable de mettre une bougie armée
sur laquelle on vissera ensuite un conducteur métallique, le long duquel une sonde à bout coupé
du calibre jugé nécessaire glissera facilement.

Si on met d'emblée une sonde, on commen-
cera par l'introduire jusqu'à ce que son extrémité vésicale dépasse celle de la sonde métallique ; tout en la maintenant dans la position,
ou mieux en la poussant légèrement, on retire
la sonde métallique qui vient engaîner son mandrin resté immobile, et est bientôt sortie de

l'urètre : la sonde molle est placée. Si on se sert au contraire d'une bougie fine, armée, comme celle-ci peut facilement et sans danger s'enrouler dans la vessie, on l'introduit dans la sonde et, derrière elle, le mandrin, jusqu'à ce que celui-ci soit entré complètement dans cette sonde ; cela fait, on retire le tout et on s'arrête quand l'extrémité de la bougie filiforme est au méat ; on la sépare alors du mandrin et on se comporte comme pour tout cathétérisme sur conducteur.

D'autres modes de cathétérisme peuvent rendre des services, mais dans les cas d'hypertrophie prostatique on ne doit leur accorder qu'une médiocre confiance, sauf quand on a employé la manœuvre précédente ; je veux parler du cathétérisme *sur conducteur* et du cathétérisme *à la suite*, auxquels est attaché le nom de Maisonneuve, car ces deux procédés sont utilisés dans l'urétrotomie interne avec l'instrument de Maisonneuve.

D. **Cathétérisme sur conducteur.** — Ce mode de cathétérisme consiste à introduire dans l'urètre et jusque dans la vessie, une bougie fine, tortillée ou non à son extrémité vésicale, armée à la base d'une pièce sur laquelle on visse un mandrin métallique, fin et droit ; la bougie et la tige métallique peuvent jouer dans l'intérieur d'une sonde ouverte aux deux bouts, d'une sonde à bout coupé (*fig.* 16).

La manœuvre de l'instrument est bien simple : la bougie étant armée du mandrin vissé à son extrémité, on les pousse jusqu'à ce que le mandrin ait pénétré de quelques centimètres dans l'urètre ; le malade étant supposé couché, la verge doit être, ainsi que le mandrin, tenue verticalement par un aide ; le chirurgien, après avoir graissé la sonde, en présente le bout vésical à l'extrémité du mandrin et la laisse tomber naturellement ; elle engaîne le mandrin, mais elle est moins longue que lui, elle ne le cache pas complètement et laisse son extrémité supérieure à découvert ; l'aide saisit solidement cette extrémité et la maintient en position ; alors le chirurgien, tendant la verge d'une main, saisit la sonde de l'autre et la pousse dans la vessie, l'aide retire mandrin et bougie : la sonde est placée. C'est, au reste, la manœuvre que j'ai décrite à propos de l'urétrotomie interne et celle que l'on emploie quand on se sert de ma sonde métallique à bout coupé.

Quand on fait le cathétérisme sur conducteur, on doit bien s'assurer d'abord que la bougie est arrivée jusque dans

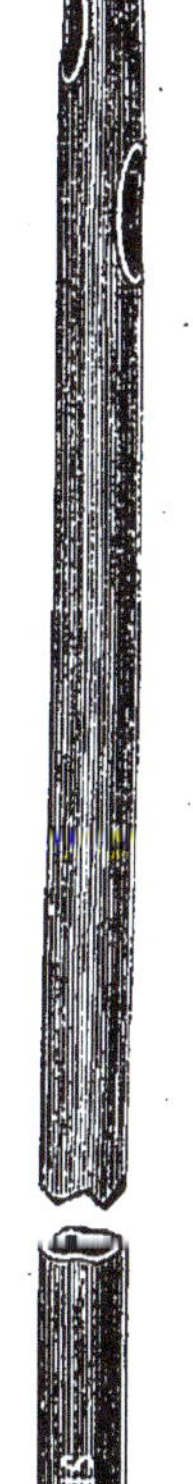

la vessie ; pour cela, après avoir vissé la tige

Fig. 17

métallique sur la bougie, il sera bon d'enfoncer doucement cette tige (et par conséquent la bougie qui la précède) jusqu'à ce que son extrémité extérieure arrive au périnée ; il faut qu'elle y arrive simplement, facilement, sans efforts, sans frottements et qu'elle sorte de même ; on est sûr alors qu'elle est en bonne position. Pour avoir négligé cette précaution, on a cité un certain nombre de cas où la bougie s'était repliée dans le canal et avait pu être, ensuite, coupée avec la lame de l'urétrotome ou tout autre instrument. La partie sectionnée a pu aussi être refoulée dans la vessie, d'où elle a dû être retirée, ce qui, fait quelquefois par des chirurgiens peu expérimentés, n'a pas été sans peine et sans déterminer des accidents.

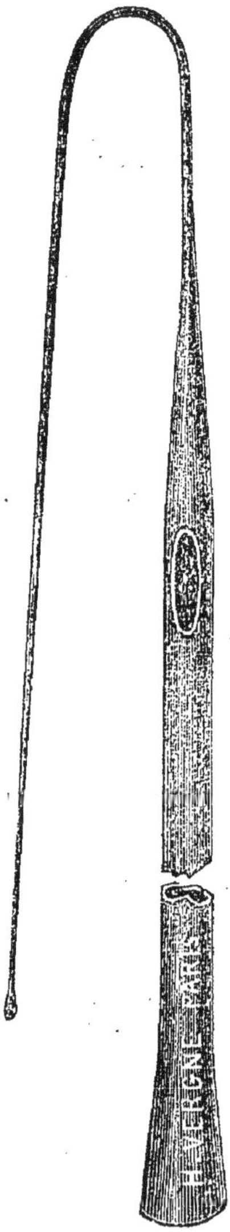

E. Cathétérisme à la suite. — Ce cathétérisme se fait à l'aide d'une bougie fine, armée, comme la précédente, d'une pièce métallique sur laquelle se visse l'instrument qu'on veut conduire dans la vessie : par exemple, une sonde olivaire, terminée par un pas de vis à son extrémité conique (*fig.* 17).

La bougie fine étant poussée jusque dans la vessie, la sonde est vissée et introduite à la suite, à la condition néanmoins que son calibre soit en rapport avec ce que peut admettre l'urètre. On sera certain que la bougie est entrée dans la vessie et ne s'est pas tortillée dans le canal, par ce fait même qu'on fait pénétrer, facilement, sans efforts, l'instrument qui lui fait suite.

Bien que ce procédé réussisse parfois, il faut savoir aussi qu'il échoue souvent quand on veut sonder un prostatique ; en effet, la prostate n'aime pas, en général, les instruments fins parce qu'elle présente sur sa face inférieure (celle qui est suivie par la bougie) trop de dépressions, de replis dans lesquels ils peuvent s'engager et créer des fausses routes.

Ponction capillaire de la vessie. — Lorsque, malgré l'emploi successif des moyens que je viens d'indiquer, le cathétérisme reste impossible, il ne faut pas hésiter, comme je l'ai déjà dit à propos des rétrécissements infranchissables, à faire séance tenante la ponction capillaire de la vessie.

Cette opération doit être précédée du nettoyage à la brosse et au savon de la région sus-pubienne qui, au besoin, sera rasée et du flambage du trocart ; celui-ci sera enfoncé à 1 centimètre au-dessus de la symphyse, bien verticalement et à une profondeur variable d'après l'épaisseur de la paroi abdominale.

L'évacuation de la vessie sera faite complètement et lentement, ce qui n'expose à aucune complication ; si les urines sont troubles, on pourra faire des injections antiseptiques d'acide borique.

Cette ponction pourrait être renouvelée sans danger, jusqu'à ce que l'on puisse passer une sonde dans le canal de l'urètre ; ou bien, si des accidents infectieux le commandaient, être suivie d'une incision hypogastrique simple ou combinée avec l'excision du lobe moyen de la prostate, dans le cas où on le jugerait nécessaire.

Mais, il est bon de savoir que la ponction de la vessie peut suffire à permettre le cathétérisme, tout comme dans les cas de rétrécissements.

Comment agit la ponction en pareilles circonstances ? Il serait bien difficile de le dire. Cépendant on peut penser qu'elle fait cesser les phénomènes congestifs du côté de la prostate, ou les spasmes réflexes des muscles entourant le col vésical, phénomènes qui accompagnent toute rétention d'urine ; en outre, la vessie distendue et appuyant sur la prostate doit évidemment modifier la forme du canal prostatique : en faisant cesser ou du moins diminuer cette compression, on peut admettre que le canal prostatique va reprendre une forme, une courbure plus compatible avec le passage de la sonde.

Les discussions et les travaux qu'a suscités l'incision hypogastrique dans l'hypertrophie prostatique, m'obligent à en parler ici, d'autant qu'on a voulu en faire un traitement d'urgence de la rétention d'urine de cause prostatique.

Je crois avoir démontré que l'incision hypogastrique n'a guère que trois indications principales, la douleur, l'hémorrhagie, l'infection, puissante contre la douleur et l'hémorrhagie, moins efficace contre l'infection. Les indications tirees des difficultes renaissantes du catheterisme sont moins sérieuses pour les chirurgiens habitués au maniement de la sonde à demeure ; celles qui résultent des fausses routes le sont peu et doivent l'être peu : quant à l'impossibilité du cathétérisme résultant de l'hypertrophie prostatique, elle constitue une indication exceptionnelle : la ponction aseptique peut remplacer le plus souvent l'incision et permet d'attendre. Cependant cette attente ne devrait pas être trop longue, et mieux vaudrait alors recourir à l'incision.

IV. TRAUMATISMES. CORPS ÉTRANGERS

1. Traumatismes. — J'ai dit plus haut que les traumatismes devaient être considérés comme bénins, graves ou moyens.

Les cas bénins, ceux où le traumatisme est léger, où il n'y a eu qu'un faible écoulement de sang, une rétention d'urine passagère ayant cédé à un ou deux cathétérismes, guérissent souvent seuls. Il faut cependant les surveiller, car, ils donnent lieu, aussi bien que les autres, à des rétrécissements et à des rétrécissements rapides.

Les cas graves, ceux où, avec une tumeur par épanchement sanguin et urineux le cathétérisme est impossible, demandent une intervention immédiate : l'*urétrotomie externe* sans conducteur. On ouvre largement la poche, on la débarrasse des caillots et du sang qu'elle contient, on régularise les bords de l'urètre sectionné, on réunit ou on laisse éloignés l'un de l'autre les bouts antérieur et postérieur, puis on met une sonde à demeure : la réunion doit être toujours recherchée et par conséquent pratiquée toutes les fois que cela sera possible.

Les cas moyens, dans lesquels, avec une tumeur périnéale, le cathétérisme est possible mais peut devenir impossible, où la tumeur persiste ainsi que la rétention, demandent aussi l'urétrotomie externe.

Cette urétrotomie peut, en outre, devenir nécessaire par suite de la transformation d'un foyer qui, primitivement aseptique, peut s'infecter et est le point d'accidents infectieux circonscrits (abcès périnéal) ou diffus (phlegmons diffus péri-urétral) ; mais alors, on doit se borner à inciser et à placer une sonde à demeure, sans chercher à restaurer le canal, l'infection du foyer contr'indiquant toute tentative de réunion. Cette réunion pourra être tentée utilement et avec de grandes chances de succès ultérieurement.

Urétrotomie externe. — Ainsi que je viens de le montrer, on peut être amené à pratiquer d'urgence l'urétrotomie externe dans les traumatismes graves du périnée, il est donc nécessaire d'en tracer les règles.

L'incision périnéale, à la rigueur, suffirait pour donner issue à l'urine ; mais dans l'immense majorité des cas, cette incision doit être suivie du passage d'une sonde dans le bout postérieur de l'urètre rompu pour permettre la miction. L'opération est donc plus complexe ; cependant, malgré cela, il faut la tenter, d'autant plus qu'elle est très souvent indispensable.

Le malade est placé dans la position de la taille, rasé, lavé, brossé, savonné ; la région à opérer est bien éclairée.

On a conseillé de ne point introduire de cathéter dans l'urètre pour servir de conducteur ; il est, dit-on, inutile et peut devenir nuisible en allant froisser les parties confuses et réveiller une hémorrhagie éteinte. Introduit et maintenu avec ménagement, il peut n'être pas nuisible et, dans tous les cas, pourra servir plus tard pour retrouver les bords de l'urètre sectionné dont on aura besoin pour faire la réunion.

Une incision bien médiane et suffisamment étendue conduira en plein foyer sanguin ; le foyer sera débarrassé des caillots qui le remplissent au moyen d'eau bouillie chaude qui est hémostatique ; les pinces hémostatiques nécessaires seront placées et il sera possible de voir.

Alors, de deux choses l'une, ou la rupture a atteint toute la circonférence du canal ou bien elle a laissé intacte, comme cela arrive souvent, une bande de muqueuse sur la face supérieure.

Dans ce dernier cas, il sera facile de suivre cette bande de muqueuse saine et d'arriver au bout postérieur dans lequel on pourra mettre une sonde que l'on fera ensuite passer d'arrière en avant dans le bout antérieur en la fixant au moyen d'un fort fil à une sonde de même calibre qu'on aura préalablement introduite dans le bout antérieur.

Le plus simple est encore de pousser la sonde du méat vers la plaie, puis de prendre l'extré-

mité sortant par la plaie et la conduire dans le
bout postérieur, à moins qu'on aime mieux
introduire par la plaie dans le bout postérieur
une bougie armée et dans le bout antérieur un
mandrin avec un pas de vis; on visse le mandrin sur la bougie et on fait glisser sur ce conducteur une sonde de méat dans la vessie.

Dans le cas où l'on n'aurait pas, pour se guider, le lambeau de muqueuse saine, on mettra
son doigt dans la plaie et on cherchera à sentir
une dépression ombiliquée qui est l'orifice du
bout postérieur ; le long de ce doigt, on glissera
un stylet ou une bougie qui permettra de se reconnaître et de retrouver les bords recroque-
villés de ce méat d'un nouveau genre. Si on ne
trouve pas l'orifice avec le doigt il faudra, au
moyen d'un stylet ou d'une bougie, le chercher
en tâtonnant.

On a conseillé, quand le malade n'est pas endormi, de le faire pousser, ou bien, s'il est endormi, de presser fortement sur la vessie à travers l'hypogastre, pour faire sourdre l'urine par
le périnée, et voir alors le point exact d'où elle
sort ; mais, ce sont là deux moyens sur lesquels
il ne faut guère compter.

Dès que l'on a trouvé le bout postérieur, il
faut le régulariser ainsi que le bout antérieur,
bien débarrasser de tous les caillots la région
opérée, et tenter la réunion par première inten-

tion. On la fera en suturant au catgut fin le bout antérieur au bout postérieur, en évitant de comprendre la muqueuse dans le fil qui se bornera à être extra-muqueux, à ne pas faire de saillie dans le canal ; mais qui sera assez près du bord libre et de la couche épithéliale pour que l'affrontement soit aussi exact que possible et cet affrontement se fera sur toute la circonférence du canal.

On complète ensuite par une suture des parties molles et enfin par une suture de la peau.

Toutes ces manœuvres exigent une asepsie absolue ; elles sont délicates assurément, mais, en revanche, elles permettent d'espérer que le rétrécissement consécutif, qui était fatal autrefois, sera évité ou tout au moins très atténué.

Dans les cas où on n'aurait pas pu trouver le bout postérieur, on a conseillé le cathétérisme rétrograde, c'est-à-dire la taille hypogastrique ou la taille prérectale permettant d'aller trouver le bout postérieur au niveau de la prostate, mais, une simple ponction hypogastrique pourra souvent suffire ; la vessie sera vidée et le malade urinera le lendemain ; on pourra alors faire l'urétroraphie.

2. Corps étrangers. — Dans les cas de corps étrangers de l'urètre et en particulier de calcul, il faut, s'il est arrêté dans l'urètre rétro-membraneux, le repousser dans la vessie où le lithotriteur le brisera facile-ment ; s'il est dans l'urètre pré-membraneux, tâcher de le re-tirer en insinuant derrière lui la curette de Leroy d'Étiolles et en l'amenant au méat, ou bien essayer de le saisir avec la pince de Hunter modifiée par Colin (*fig.* 18).

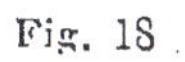
Fig. 18

Dans un cas de sonde en caou-tchouc rouge cassée dans le ca-nal au niveau de l'urètre pré-membraneux, je me suis bien trouvé de la refouler dans la vessie où j'ai pu la cueillir très facilement.

S'il n'était pas possible de re-tirer le corps étranger par des moyens simples, il ne faudrait pas hésiter à faire à l'urètre une boutonnière qui serait suturée immédiatement après extraction du corps étranger, à moins d'indications particulières.

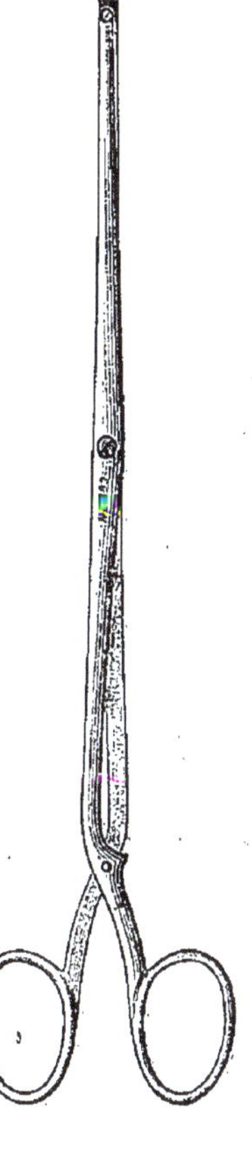

MOYENS DE TRAITEMENT

II

VESSIE

Les opérations à pratiquer sur la vessie (taille périnéale, hypogastrique, lithotritie, etc.), ne rentrent pas dans le cadre de cet Aide-Mémoire, je me bornerai donc à parler des lavages de la vessie et du traitement des rétentions par caillots ou corps étrangers.

1. Lavages de la vessie. — 1° *Procédés; technique.* — Ces lavages se font en introduisant dans la vessie une sonde plus ou moins volumineuse, par laquelle on pousse, au moyen d'une seringue, le liquide modificateur.

Cette seringue peut être en caoutchouc comme la mienne ou en verre avec monture métallique argentée (seringue de Debove, par exemple) et sera rendue aseptique, au moyen d'une solution de nitrate d'argent au millième qu'on laisse séjourner pendant cinq à six heures au moins.

Je préfère la seringue en caoutchouc durci parce qu'elle est plus légère ; avec un embout métallique, elle peut servir au chirurgien aussi bien qu'au malade. C'est le modèle que j'ai fait construire.

Au lieu d'une seringue, on peut se servir d'un récipient d'où part un tube en caoutchouc qui aboutit à la sonde et que l'on élève plus ou moins, suivant la force que l'on veut donner à l'écoulement du liquide.

On peut faire aussi, comme l'a montré depuis longtemps le Dr Bertholle, le lavage sans sonde, en introduisant directement le bec de la canule de la seringue dans le méat et en imprimant au liquide une pression plus ou moins énergique, ou, si on se sert d'un récipient en élevant plus ou moins haut ce récipient : en général, on l'élève à 1^m,50, 1^m,75 ou 2 mètres au-dessus du méat. Ce procédé ne convient qu'aux sujets dont le sphincter se laisse facilement ouvrir et qui redoutent l'introduction de la sonde.

Le liquide à employer pour les lavages simples est l'eau boriquée saturée, c'est-à-dire à 4 % environ.

La quantité à injecter, en une séance, varie suivant les sujets et l'état de leur vessie. D'une façon générale, on doit continuer l'irrigation jusqu'à ce que le liquide ressorte clair ; on n'obtient guère ce résultat pour les vessies très malades qu'après plusieurs injections. Chaque fois, la quantité de liquide peut varier, la tolérance étant variable suivant les vessies, et pour une même vessie suivant les moments.

Il faut se laisser guider par la tolérance de la vessie, car on ne gagnera rien à vouloir la distendre de force ; elle se révoltera, chassera le liquide avec violence, s'irritera, se congestionnera, et sera disposée à s'enflammer plus vivement, sans compter qu'on déterminera ou qu'on augmentera les souffrances, et que le malade sera peu disposé à accepter un moyen de traitement dont il doit cependant retirer un grand bénéfice. Quelques vessies ne supportent guère que 40 ou 50 grammes alors que d'autres en supportent 150 à 200 et même plus.

Si le lavage est douloureux, si la vessie est intolérante, il vaut mieux renoncer au lavage que vouloir le poursuivre à tout prix, et attendre un moment plus favorable.

Quand le liquide revient clair, on ne continue plus l'injection ; néanmoins il est prudent, quoique ce ne soit pas toujours nécessaire, de laisser dans la vessie une vingtaine de grammes environ de liquide qui vont constituer comme un pansement et un milieu légèrement antiseptique. Pour cela, après que l'évacuation du lit quide est terminée, on remplit la seringue et on injecte 20 grammes mesurés sur la seringue qui est graduée ; dès que cette quantité est introduite, on continue à pousser du liquide, tout en retirant la sonde pour laver en même temps le canal.

2° *Indications.* — Ces lavages sont indiqués toutes les fois que la vessie sécrète une quantité plus ou moins grande de muco-pus ou de pus.

Les lavages à l'acide borique ne suffisent pas toujours à nettoyer la vessie, il est quelquefois nécessaire d'employer un antiseptique plus puissant. Le nitrate d'argent déjà indiqué par Mercier et dont l'usage a été, avec juste raison, si répandu, et qu'on tend à délaisser pour des topiques moins bons, plus douloureux et dangereux même, convient admirablement en solution au 1 pour 1000, pour 750, pour 500. On en injecte environ 100 à 150 grammes en deux fois. Après avoir bien lavé la vessie avec la solution boriquée, on laisse chaque fois le liquide trois ou quatre minutes et si le malade souffre, on fait, après que la solution argentique a été évacuée, une nouvelle injection de solution boriquée.

Un certain nombre de malades, habitués à se sonder eux-mêmes, se font aussi des injections de nitrate d'argent dès qu'ils s'aperçoivent que leurs urines deviennent un peu louches, c'est-à-dire légèrement purulentes. Quelques-uns conservent la solution argentique pendant vingt, vingt-cinq minutes et même plus dans leur vessie. Cette manière de procéder rend souvent la médication plus efficace.

2. Traitement de la rétention d'urine d'origine vésicale. — La rétention d'urine dans la vessie peut être produite par la présence d'un corps étranger ou de caillots dans sa cavité.

1. **Rétention par corps étranger.** — Un corps étranger introduit dans la vessie doit en être extrait le plus tôt possible ; mais dans le cas où, pour des raisons particulières, l'extraction ne pourrait se faire, il faut, en attendant, pratiquer le cathétérisme toutes les fois qu'il est nécessaire, et s'il irritait la vessie, placer une sonde à demeure.

2. **Rétention par caillots.** — La rétention par caillots est la conséquence d'hémorrhagies de la vessie ou des organes urinaires supérieurs. Elle exige le repos au lit et, autant que possible, la miction dans la position couchée, pour éviter le déplacement des caillots.

Si cela ne suffit pas, il faut pratiquer le cathétérisme avec une grosse sonde métallique et procéder à la dissociation des caillots par de petites injections poussées avec force, ou faire l'aspiration avec la seringue.

L'insuffisance des hémostatiques internes étant reconnue, pour arrêter l'hémorrhagie on poussera lentement des injections d'eau chaude, ou une injection d'une solution de 5 à 6 grammes d'antipyrine dans 25 ou 30 grammes d'eau, qu'on laissera pendant vingt-cinq à trente minutes : de tanin à 2 $\%$ (100 grammes environ) ; de nitrate d'argent à 1 pour 50 ou 1 pour 100 (1 à 2 grammes environ) ; enfin, le cas échéant, il ne faudrait pas hésiter à pratiquer la taille hypogastrique pour reconnaître la source de l'hémorrhagie et l'arrêter.

TABLE DES MATIÈRES

—

Pages

CHAPITRE II

ST-AMAND (CHER). IMPRIMERIE DESTENAY BUSSIÈRE FRÈRES

LES DIVISIONS

DE LA **Deuxième édition** DU **Traité de Chirurgie**

ONT ÉTÉ FIXÉES COMME IL SUIT :

TOME I (MIS EN VENTE EN FÉVRIER 1897)

1 vol. grand in-8º de 912 pages, avec 218 figures dans le texte.   **18 fr.**

RECLUS. — Inflammations, trau- | QUÉNU. — Des tumeurs.
matismes, maladies virulentes. | LEJARS. — Lymphatiques, mus-
BROCA.— Peau et tissu cellulaire | cles, synoviales tendineuses et
sous-cutané. | bourses séreuses.

TOME II (MIS EN VENTE EN FÉVRIER 1897)

1 vol. grand in-8º de 996 pages, avec 361 figures dans le texte.   **18 fr.**

LEJARS. — Nerfs. | RICARD et DEMOULIN.—Lésions
MICHAUX. — Artères. | traumatiques des os.
QUÉNU. — Maladies des veines. | PONCET. — Affections non trau-
| matiques des os.

POUR PARAITRE EN MAI 1897.

TOME III

1 vol. grand in-8º avec nombreuses figures dans le texte.

NÉLATON. — Traumatismes, en- | LAGRANGE. — Arthrites infec-
torses, luxations, plaies articu- | tieuses et inflammatoires.
laires. | GÉRARD MARCHANT. — Crâne.
QUÉNU.—Arthropathies, arthrites | KIRMISSON. — Rachis.
sèches, corps étrangers articu- | S. DUPLAY.—Oreilles et annexes.
laires. |

TOME IV

1 vol. grand in-8 avec nombreuses figures dans le texte.

GÉRARD-MARCHANT. — Nez, | HEYDENREICH. — Mâchoires.
fosses nasales, pharynx nasal et | DELENS. — OEil et annexes.
sinus. |

Les tomes V et VI, VII et VIII, paraîtront à intervalles rapprochés, de façon que l'ouvrage soit complet au commencement de
l'année 1898.

Dictionnaire usuel
des Sciences médicales

PAR MM.

A. DECHAMBRE, Mathias DUVAL, L. LEREBOULLET

Membres de l'Académie de médecine

Ouvrage accompagné de Notions sur la Prophylaxie et sur l'Hygiène
d'un choix de Formules nouvelles
et d'un Appendice sur la formation des mots usités en médecine

VIENT DE PARAITRE

TROISIÈME ÉDITION, REVUE ET AUGMENTÉE

1 vol. gr. in-8 de XXXII-1782 *pages, avec 450 figures dans le texte.*
Relié toile. . . . . . **25** *fr.*

La chirurgie et la pathologie générale ont dû, dans cette troisième édition, recevoir les développements et subir les modifications que le progrès impose ; il a fallu, pour la rendre plus précise et plus moderne, la reviser et la compléter encore. C'est ainsi que tous les articles relatifs à l'**Obstétrique** et plusieurs articles de chirurgie ont été refondus. En médecine, les mots **Diphtérie, Fièvre typhoïde, Sérum** et **Sérothérapie** ont reçu les développements nécessités par de nouvelles découvertes. Plusieurs formules ont été ajoutées. Enfin on a indiqué à l'introduction qui traite de la prophylaxie des maladies infectieuses les modifications que la loi de 1899 impose à l'attention de tous les médecins.

VIENT DE PARAITRE

Traité élémentaire
de Clinique thérapeutique

Par le Dr **G. LYON**

Ancien interne des hôpitaux de Paris
Ancien chef de clinique à la Faculté de médecine

DEUXIÈME ÉDITION, REVUE, AUGMENTÉE

1 volume in-8° de 1154 pages . . . . **15** fr.

Profitant du réel succès obtenu par cet ouvrage dont la première édition avait été épuisée en moins de deux années, l'auteur a refondu complètement certains chapitres de son livre (celui des dyspepsies chimiques par exemple) et l'a en outre augmenté d'un certain nombre de chapitres nouveaux, tels que ceux relatifs à la diphtérie, à l'entéralgie, à la péritonite tuberculeuse, à l'albuminurie, à l'actinomycose, aux empoisonnements, etc., etc. Les praticiens seront heureux de trouver dans cette seconde édition un important *appendice contenant la liste des médicaments les plus usuels avec l'indication de leur mode d'emploi et de leur dosage.*

Traité des
Maladies de l'Enfance

PUBLIÉ SOUS LA DIRECTION DE MM.

J. GRANCHER

Professeur à la Faculté de médecine de Paris,
Membre de l'Académie de médecine, médecin de l'hôpital des Enfants-Malades.

J. COMBY
Médecin
de l'hôpital des Enfants-Malades.

A.-B. MARFAN
Agrégé,
Médecin des hôpitaux.

5 volumes grand in-8 en souscription . . . . **90** *fr.*

L'ouvrage dont nous commençons aujourd'hui la publication, et qui sera complet en 5 volumes in-8°, vient fort heureusement combler une lacune. Si les manuels de médecine infantile ne manquaient pas, on souffrait de l'absence d'une œuvre de longue haleine embrassant, dans son ensemble, toute la pédiatrie. Cette œuvre, MM. Grancher, Comby et Marfan ont voulu l'entreprendre, encouragés qu'ils étaient par les collaborations précieuses qui s'offraient à eux, tant de la France que de l'étranger.

Les directeurs de cette publication ont pensé qu'on leur saurait gré d'avoir réuni, dans le même ouvrage, toutes les branches de la pathologie infantile : médecine, chirurgie, spécialités ; d'autant plus qu'ils ont fait appel, pour la réalisation de ce plan nouveau, aux maîtres les plus renommés dans ces diverses branches de la pédiatrie. Le lecteur trouvera donc, dans cet ouvrage, des réponses a toutes les questions qui intéressent la pratique médico-chirurgicale des enfants.

Conçu dans cet esprit, exécuté avec une compétence dont le public médical sera juge, le nouveau *Traité des Maladies de l'Enfance* est appelé à rendre les plus grands services aux praticiens.

---

*Le **Traité des Maladies de l'Enfance** est publié en cinq volumes qui paraissent à des intervalles rapprochés. Chaque volume est vendu séparément, et le prix en est fixé selon l'étendue des matières.*

Les tomes I et II sont en vente (Mars 1897). Les autres paraîtront prochainement à intervalles rapprochés.

*Il est accepté des souscriptions au Traité des Maladies de l'Enfance à un prix à forfait quels que soient l'étendue et le prix de l'ouvrage complet. Ce prix est, quant à présent et jusqu'à la publication du tome III, fixé à **90** francs.*

TOME I

1 vol. in-8° de xvi-816 pages avec figures dans le texte. . **18 fr.**

Préface (GRANCHER). *Physiologie et hygiène de l'enfance* (COMBY). *Consi-
dérations thérapeutiques sur les maladies de l'enfance. Table de
posologie infantile* (MARFAN). — MALADIES INFECTIEUSES : *Scarlatine*
(MOIZARD). *Rougeole* (COMBY). *Rubéole* (BOULLOCHE). *Variole* (COMBY).
Vaccine et vaccination (DAUCHÉZ). *Varicelle* (COMBY). *Oreillons* (COMBY).
Coqueluche (COMBY). *Fièvre typhoïde* (MARFAN). *Fièvre éphémère*
(COMBY). *Fièvre ganglionnaire* (COMBY). *Grippe* (GILLET). *Suette miliaire*
(HONTANG). *Choléra asiatique* (DUFLOCQ). *Malaria* (CONCETTI). *Fièvre
jaune* (COMBY). *Télanos* (RENAULT). *Rage* (GILLET). *Erysipèle* (RÉNON).
Infections septiques du fœtus, du nouveau-né et du nourrisson
(FISCHL). *Rhumatisme articulaire et polyarthrites* (MARFAN). *Diphtérie*
(SEVESTRE et LOUIS MARTIN). *Syphilis* (GASTOU). *Tuberculose. Scrofule*
(AVIRAGNET).

TOME II

1 vol. in-8° de 816 pages avec figures dans le texte. . . . **18 fr.**

MALADIES GÉNÉRALES DE LA NUTRITION : *Arthritisme, obésité, maigreur,
migraine, asthme* (COMBY). *Diabète sucré* (H. LEROUX). *Maladies du
sang* (AUDÉOUD). *Hémophilie* (COMBY). *Hémorrhagie des nouveau-nés*
(DEMELIN). *Purpura et syndromes hémorrhagiques* (MARFAN). *Scorbut
infantile* (BARLOW). *Rachitisme* (COMBY et BROCA). *Croissance* (COMBY).
Athrepsie (THIERCELIN). — MALADIES DU TUBE DIGESTIF : *Développement
du tube digestif chez l'enfant* (VARIOT). *Dentition* (MILLON). *Bec-de-
lièvre, macroglossie, tumeurs du plancher de la bouche* (BROCA). *Sto-
matites* (COMBY). *Angines aiguës* (DUPRÉ). *Abcès rétro-pharyngiens et
adénite rétro-pharyngienne* (BOKAY). *Hypertrophie des amygdales,
pharyngite chronique, végétations adénoïdes* (CUVILLIER). *Polypes naso-
pharyngiens* (BROCA). *Maladies de l'œsophage, de l'estomac et de l'intestin dans la seconde enfance* (COMBY). *Infections et intoxications
digestives chez le nourrisson, gastro-entérites* (LESAGE). *Dysenterie*
(SANNÉ). *Tuberculose de l'estomac et des ganglions mésentériques, constipation* (MARFAN). *Vers intestinaux* (FILATOFF). *Invagination* (JALA-
GUIER). — *Prolapsus du rectum* (BROCA). *Polypes du rectum, corps
étrangers des voies digestives, fissures à l'anus* (FÉLIZET et BRANCA).
Malformations ano-rectales, abcès, fistules ano-rectales (FORGUE).

TOME III (SOUS PRESSE)

ABDOMEN ET ANNEXES : ombilic, hernies, foie, rate, reins et organes
génitaux. — MALADIES DE L'APPAREIL CIRCULATOIRE. — NEZ, LARYNX :
thymus, glande thyroïde.

TOME IV (EN PRÉPARATION)

MALADIES DES BRONCHES, DU POUMON, DES PLÈVRES, DU MÉDIASTIN. — MALA-
DIES DU SYSTÈME NERVEUX : méninges, cerveau, moelle, amyotrophies,
névroses, paralysies, etc.

TOME V (EN PRÉPARATION)

APPAREIL LOCOMOTEUR : os, articulations, etc. — ORGANE DES SENS : yeux,
oreilles. — MALADIES DE LA PEAU. — MALADIES DU FOETUS,
Table des matières des cinq volumes.

BIBLIOTHÈQUE D'HYGIÈNE THÉRAPEUTIQUE

L'Hygiène
du Goutteux

PAR

A. PROUST

Membre de l'Académie de Médecine
Médecin de l'Hôtel-Dieu.

A. MATHIEU

Médecin des Hôpitaux
de Paris.

1 volume in-16, cartonné toile, tranches rouges (XXIV-340 pages).   **4 fr.**

La goutte n'est-elle pas, de toutes les maladies chroniques, une de celles dans lesquelles l'hygiène peut être appelée à jouer un rôle prépondérant? L'oubli des règles de la sobriété, le surmenage nerveux, l'hérédité en sont les principaux facteurs pathogéniques. N'est-il pas démontré qu'il appartient à l'hygiène plus qu'à la thérapeutique d'en enrayer l'action et d'en corriger les effets? — Obligés de se prononcer entre ces doctrines séculaires et des théories trop récentes pour que l'expérience ait pu justifier leurs prétentions révolutionnaires, les auteurs ont pris parti pour la tradition clinique; l'observation peut seule, en effet, donner une réelle sanction aux hypothèses pathogéniques et aux pratiques thérapeutiques qui en dérivent.

L'Hygiène
des Asthmatiques

PAR

E. BRISSAUD

Professeur agrégé à la Faculté de Médecine de Paris
Médecin de l'hôpital Saint-Antoine.

1 volume in-16, cartonné toile, tranches rouges (XXIV-214 pages).   **4 fr.**

L'asthme vrai est une pure névrose, comme l'avait soutenu Avicenne, et il ne sera ici question que de celui-là, attendu que l'hygiène thérapeutique de l'asthme n'ayant d'unité qu'autant qu'elle vise une condition morbide définie, ses lois ne sont pas applicables aux pseudo-asthmes accidentels, syndromes variables et disparates. En résumé, l'hygiène des asthmatiques consiste surtout en une sorte de discipline fonctionnelle que chacun de nous peut et doit s'imposer; elle emprunte bien moins à la thérapeutique qu'à ce régime de vie ponctuel et mesuré qui assure le maximum de sécurité à un organisme en souffrance. Dans le programme qu'elle se propose, la part de collaboration du malade l'emporte sur celle du médecin.

BIBLIOTHÈQUE D'HYGIÈNE THÉRAPEUTIQUE

VIENT DE PARAITRE

L'Hygiène de l'Obèse

PAR

A. PROUST
Membre de l'Académie de Médecine,
Médecin de l'Hôtel-Dieu.

A. MATHIEU
Médecin
de l'hôpital Andral.

1 volume in-16, cartonné toile, tranches rouges (XXIV-344 pages).   **4** fr.

Des diverses maladies de la nutrition, l'obésité est certainement celle dont le traitement est le plus directement du ressort de l'hygiène. La médication ne vient qu'en seconde ligne : il ne suffit pas du reste de devenir maigre plus ou moins rapidement, il faut ne pas engraisser de nouveau et c'est encore à l'hygiène qu'il faut faire appel pour conserver les résultats acquis. — Après des considérations sommaires de pathologie et une étude plus étendue de l'étiologie et de la pathogénie, les auteurs exposent dans tous leurs détails les plus importantes des méthodes hygiéniques conseillées pour le traitement de l'obésité; ils donnent le tableau complet des tentatives faites et des systèmes encore en présence actuellement. MM. Proust et Mathieu donnent ensuite le traitement hygiénique de l'obésité; contrairement à Pfeiffer, ils conseillent la méthode lente et progressive, appropriée à la taille, à l'âge, au tempérament et au sexe. Le volume se termine par un exposé du traitement médicamenteux et thermal de l'obésité, et étudie surtout la médecine thyroïdienne, la dernière venue et la plus intéressante.

VIENT DE PARAITRE

L'Hygiène du Syphilitique

PAR

H. BOURGES
Ancien interne des hôpitaux et de la clinique dermatologique de la Faculté;
Préparateur du Laboratoire d'hygiène à la Faculté de Médecine.

1 volume in-16, cartonné toile, tranches rouges (XXIV-294 pages).   **4** fr.

L'hygiène considère à juste titre la syphilis comme un danger public contre lequel il faut toujours se tenir en garde, et elle s'efforce d'y parer par l'application d'importantes mesures de police sanitaire et de prophylaxie générale. Partant de cette idée que l'ignorance du danger syphilitique, des formes sous lesquelles il se présente et des moyens de l'éviter, est un des principaux facteurs de dissémination de la maladie, le professeur Proust a pensé qu'il y aurait quelque utilité à publier un livre dans lequel ces notions seraient mises à la portée de tous, dans un exposé simple et bref, dépouillé de termes techniques. — Ce traité est divisé en trois parties. Dans la première, sont examinées les conditions de propagation et les modes de transmission de la syphilis; la seconde est consacrée à la prophylaxie et à l'hygiène du syphilitique; enfin sont indiquées brièvement, dans la troisième, les mesures de police sanitaire qui sont actuellement opposées à l'envahissement de la syphilis.

BIBLIOTHÈQUE D'HYGIÈNE THÉRAPEUTIQUE

Hygiène

et

Thérapeutique thermales

PAR

G. DELFAU

Ancien interne des Hôpitaux de Paris.

1 volume in-16, cartonné toile, tranches rouges (XXIV-456 pages).   **4 fr.**

Ce serait une conception bien étroite et bien incomplète de ne voir dans une cure thermale que l'action de l'eau minérale elle-même : le climat, l'altitude, l'exposition de la localité, l'abandon momentané des affaires, des plaisirs ordinaires, du régime habituel, la vie au grand air, l'exercice, sans parler des agents annexes du traitement proprement dit, tels sont les principaux éléments adjuvants dont on sait de plus en plus apprécier l'action puissante, profonde et durable. A elles seules, ces quelques considérations suffisent pour rappeler que la cure thermale ressortit à la fois à la thérapeutique proprement dite et à l'hygiène, et encore plus à cette dernière telle qu'on tend de plus en plus à l'envisager aujourd'hui.

Le volume de M. Delfau est un véritable dictionnaire des Eaux minérales connues : il contient en effet des renseignements sur 358 stations de France et de l'Etranger, et, pour chacune, il donne des indications sur les voies d'accès, la situation, l'aspect général, l'altitude, le climat, la saison, les ressources, les établissements thermaux, les sources, leur débit, leur température, leurs particularités physiques, leurs modes d'emploi, leurs applications thérapeutiques, leur analyse et leur composition chimique. Indispensable aux médecins, pharmaciens et chimistes, ce livre sera consulté avec fruit par toutes les personnes qui fréquentent les villes d'eaux.

VOLUMES A PARAITRE ULTÉRIEUREMENT :

L'Hygiène du Neurasthénique (Pr PROUST et Dr BALLET).
L'Hygiène des Dyspeptiques (Dr LINOSSIER).
L'Hygiène du Tuberculeux (Dr DAREMBERG).
L'Hygiène des Albuminuriques (Dr SPRINGER).
L'Hygiène du Diabétique (Pr PROUST et Dr MATHIEU).
Hygiène thérapeutique des maladies de la peau (Dr BROCQ).

Manuel
de Pathologie interne

Par **G. DIEULAFOY**

Professeur de clinique médicale de la Faculté de Médecine de Paris,
Médecin de l'Hôtel-Dieu, Membre de l'Académie de Médecine.

DIXIÈME ÉDITION REVUE ET AUGMENTÉE

*4 volumes in-16 diamant, avec figures en noir et en couleurs,
cartonnés à l'anglaise, tranches rouges, 28 fr.*

Par des additions et des refontes partielles, le Manuel de Pathologie interne publié d'abord en deux volumes, puis en trois, forme aujourd'hui quatre volumes. M. Dieulafoy a développé principalement, dans cette *dixième édition*, les chapitres consacrés à l'**Appendicite**, à la **Diphtérie** et à la **Fièvre typhoïde**. Pour la première fois le lecteur y trouvera quelques planches et figures en noir et en couleurs intercalées dans le texte et se rapportant aux sujets les plus nouveaux traités dans cette édition. Toutes ces figures ont été reproduites d'après les dessins du Dr Bonnier, qui avait déjà sur les mêmes sujets exécuté les schémas qui ont servi au cours du professeur Dieulafoy.

Précis
d'Histologie

PAR

MATHIAS DUVAL

Professeur d'histologie à la Faculté de médecine de Paris;
Membre de l'Académie de médecine de Paris.

OUVRAGE ACCOMPAGNÉ DE 408 FIGURES DANS LE TEXTE

1 volume in-8 de XXXII-956 pages . . . . **18 fr.**

On retrouve dans ce volume les qualités qui ont fait le succès de l'enseignement du savant professeur : clarté et précision dans l'exposé des faits: haute portée philosophique dans les vues générales; soin extrême de suivre les progrès de la science, mais en n'acceptant les faits nouveaux qu'à la lumière d'une sévère critique. Des nombreuses figures qui illustrent ce volume, les unes sont empruntées aux maîtres les plus autorisés, les autres, nouvelles, originales, sont pour la plupart des dessins schématiques reproduisant les dessins que M. Mathias Duval a composés pour son enseignement. L'auteur les a dessinés lui-même, et cela ne sera pas un des moindres mérites de cette œuvre magistrale.

Éléments de Commerce
et de Comptabilité

Par Gabriel FAURE

Professeur à l'École des Hautes-Études commerciales et à l'École commerciale,
Expert-comptable au Tribunal de la Seine.

1 volume petit in-8 de 460 pages, cartonné à l'anglaise.. . . . . 4 fr.

Exposer avec méthode les questions qui forment la base de tout enseignement commercial, tel est le but de l'auteur. Ce volume renferme le développement complet du programme suivi à l'Ecole des Hautes-Etudes commerciales en première année. La méthode de M. Faure consiste à faire appel au jugement des élèves plus encore qu'à leur mémoire. Il a cherché à éviter le double écueil d'égarer le débutant dans une foule de détails et de cas particuliers et de laisser subsister dans l'étude des principes généraux une obscurité qui rebute le lecteur. Ce livre est divisé en trois parties : 1º les principales opérations commerciales; 2º les calculs auxquels ces opérations donnent lieu; 3º la science qui nous enseigne à les enregistrer. Ce résumé substantiel, présentant l'ensemble des progrès accomplis à l'heure actuelle, s'adresse aussi bien à la jeunesse des écoles spéciales qu'aux personnes désireuses d'acquérir les notions les plus essentielles sur le commerce et la comptabilité

Cours d'Algèbre

à l'usage des classes de mathématiques élémentaires, de l'enseignement secondaire moderne,

des candidats à l'École de Saint-Cyr et au professorat des Écoles normales

Par Henri NEVEU

Agrégé de l'Université, Professeur de mathématiques à l'École Lavoisier.

DEUXIÈME ÉDITION CONFORME AUX DERNIERS PROGRAMMES

1 volume in-8 avec figures dans le texte. . . . . 8 fr.

Ce cours d'algèbre est le même que l'auteur professe dans ses classes d'élémentaires; M. Neveu s'est efforcé de suivre un ordre méthodique et a cherché, en débarrassant certaines questions de ce qu'elles ont d'aride, à mettre le plus de clarté possible dans les démonstrations, tout en maintenant leur rigueur mathématique. Les élèves trouveront à la suite de toutes les théories de nombreux exercices résolus, corrigeant ainsi leur sécheresse et les mettant à même de résoudre toutes les questions qui peuvent leur être proposées aux examens. La *deuxième édition* que nous publions aujourd'hui est conforme aux nouveaux programmes. La théorie des nombres négatifs est traitée dès le début du cours, et les premiers chapitres ont été modifiés dans ce sens. Les candidats à l'Ecole de Saint-Cyr trouveront dans les leçons complémentaires les questions relatives aux dérivées qui, depuis la première édition, ont été ajoutées aux programmes.

Traité de Zoologie

PAR

Edmond PERRIER

Membre de l'Institut, Professeur au Muséum d'Histoire naturelle.

VIENT DE PARAITRE

FASCICULE IV
VERS ET MOLLUSQUES

1 vol. gr. in-8 de 792 pages, avec 566 figures.   **16 fr.**

ONT DÉJA PARU :

FASCICULE I : **Zoologie générale.** 412 pages, 458 figures. . . . **12 fr.**

FASCICULE II : **Protozoaires et Phytozoaires.** 452 p., 243 fig. **10 fr.**

FASCICULE III : **Arthropodes.** 480 pages, 278 figures. . . . . **8 fr.**

Ces trois fascicules réunis forment la première partie. 1 vol. in-8° de 1344 pages, avec 980 figures . . . . **30 fr.**

VIENT DE PARAITRE

Résultats scientifiques

de là Campagne du "Caudan"

DANS LE GOLFE DE GASCOGNE (AOUT-SEPTEMBRE 1895)

PAR **R. KŒHLER**

Professeur de Zoologie à la Faculté des Sciences de Lyon

FASCICULE I. — 1 vol. in-8° de 272 pages avec figures et 7 planches hors texte en noir et en couleurs. . . . . **6 fr.**

Introduction — Echinodermes — Mollusques — Bryozoaires, avec la collaboration de *MM. Calvet, Joubin, Locard, Vayssières.*

FASCICULE II. — 1 vol. in-8° de 164 pages avec figures et 11 planches hors texte. . . . . **6 fr.**

Éponges — Cœlentérés — Acariens — Ascidies simples et composées — Pycnogonides — Schizopodes et décapodes — Copépodes, avec la collaboration de *MM. Canu, Caullery, Roule, Topsent, Trouessart.*

FASCICULE III. — 1 vol. in-8° de 304 pages avec figures et 21 planches hors texte, dont 15 doubles. . . . . **20 fr.**

Annélides — Poissons — Edriophthalmes — Diatomées — Débris végétaux et roches — Liste des espèces recueillies avec la collaboration de *MM. Bleicher, J. Bonnier, Rœsch et Roule.*

Traité

des

Matières colorantes

ORGANIQUES ET ARTIFICIELLES

de leur préparation industrielle et de leurs applications

PAR

Léon LEFÈVRE

Ingénieur (E. I. R.), Préparateur de chimie à l'École Polytechnique.

Préface de **E. GRIMAUX**, *membre de l'Institut.*

---

2 volumes grand in-8° comprenant ensemble 1650 pages, reliés toile anglaise, avec 31 gravures dans le texte et 261 échantillons.

Prix des deux volumes : 90 francs.

Le *Traité des matières colorantes* s'adresse à la fois au monde scientifique par l'étude des travaux réalisés dans cette branche si compliquée de la chimie, et au public industriel par l'exposé des méthodes rationnelles d'emploi des colorants nouveaux.

L'auteur a réuni dans des tableaux qui permettent de trouver facilement une couleur quelconque, toutes les couleurs indiquées dans les mémoires et dans les brevets. La partie technique contient, avec l'indication des brevets, les procédés employés pour la fabrication des couleurs, la description et la figure des appareils, ainsi que la description des procédés rationnels d'application des couleurs les plus récentes. Cette partie importante de l'ouvrage est illustrée par un grand nombre d'échantillons teints ou imprimés. Les échantillons, *tous fabriqués spécialement pour l'ouvrage*, sont sur soie, sur cuir, sur laine, sur coton et sur papier. Dans cette partie technique, l'auteur a été aidé par les plus éminents praticiens.

Un spécimen de 8 pages, contenant deux pages de tableaux (couleurs azoïques), six types d'échantillons, deux pages de texte et un extrait de la table alphabétique, est à la disposition de toute personne qui en fait la demande.

Chimie

des Matières colorantes

PAR

A. SEYEWETZ
Chef des travaux
à l'École de chimie industrielle de Lyon

P. SISLEY
Chimiste - Coloriste

Les auteurs, dans cette importante publication, se sont proposé de réunir sous la forme la plus rationnelle et la plus condensée tous les éléments pouvant contribuer à *l'enseignement de la chimie des matières colorantes*, qui a pris aujourd'hui une extension si considérable.

Cet ouvrage est, par le plan sur lequel il est conçu, d'une utilité incontestable non seulement aux chimistes se destinant soit à la fabrication des matières colorantes, soit à la teinture, mais à tous ceux qui sont désireux de se tenir au courant de ces remarquables industries.

Conditions de la publication. — La Chimie des Matières colorantes artificielles *est publiée en cinq fascicules de deux mois en deux mois. On peut souscrire à l'ouvrage complet au prix de 25 fr., payables en recevant le premier fascicule. A partir de la publication du cinquième fascicule, ce prix sera porté à 30 fr.*

Premier fascicule. — *Considérations générales. Matières colorantes nitrées. Matières colorantes azoxyques. Matières colorantes azoïques* (1re partie), 152 pages . . . . **6 fr.**

Deuxième fascicule. — *Matières colorantes azoïques* (2e partie). *Matières colorantes hydrazoniques. Matières colorantes nitrosées et quinomes oximes. Oxiquinomes* (couleurs dérivées de l'anthracène). Pages 153 à 336 . . . . **6 fr.**

Troisième fascicule. — *Matières colorantes dérivées du Di et du Triphénylméthane.* a) *Dérivés du Diphénylméthane.* b) *Dérivés de la Rosaniline.* c) *Dérivés de l'Acide Rosolique.* d) *Rosamines et Benzoïnes.* e) *Phtaléines,* pages 336 à 472 . . . . **6 fr.**

Quatrième fascicule. — *Matières colorantes dérivées de la quinoneimide.* — A. *Indamines et indophénols.* — B. *Thiazines et thiazones.* — C. *Oxazines et oxazones.* — D. *Azines;* a) *Eurhodols et eurhodines;* b) *Safranines;* c) *Indulines;* d) *Aninoxalines;* e) *Fluorindines.* — *Matières colorantes dérivées de l'Indigotine, Oxycétones et Xanthones,* pages 473 à 656 . . . . **6 fr.**

Essai de

Paléontologie philosophique

Ouvrage faisant suite
aux « Enchaînements du monde animal dans les temps géologiques »

PAR

ALBERT GAUDRY

de l'Institut de France et de la Société royale de Londres
Professeur de paléontologie au Muséum d'histoire naturelle

1 volume in-8° avec 204 gravures dans le texte. . . . . **8 fr.**

Nous n'avons pas à rappeler ici les beaux travaux de Paléontologie du professeur Albert Gaudry. Les *Enchaînements* ont marqué dans la science une date et contribué à donner aux travaux d'histoire naturelle une direction qui en a affirmé la portée philosophique.

L'ouvrage que nous annonçons aujourd'hui est le résumé de longues années de recherches. M. Gaudry y a tracé en quelques pages l'histoire de l'évolution de la formation des êtres : c'est l'œuvre d'un penseur en même temps que celle d'un savant éminent. Le philosophe comme l'homme de science y trouvera matière à de précieux enseignements.

Leçons de

Géographie physique

Par Albert de LAPPARENT

Professeur à l'Ecole libre de Hautes-Etudes
Ancien Président de la Commission centrale de la Société de Géographie

1 volume in-8° contenant 117 figures dans le texte
et une planche en couleurs. . . **12 fr.**

Dans les derniers jours de 1895, lors de la discussion du budget devant le Sénat, M. Bardoux appelait l'attention du Ministre de l'Instruction publique sur la situation actuelle de l'enseignement de la Géographie physique. L'honorable sénateur constatait, sans être contredit par personne, qu'il n'y avait aujourd'hui en France qu'un seul cours complet sur la matière, celui que professait M. de Lapparent à l'Ecole libre de Hautes-Etudes.

C'est ce cours que nous venons offrir au public. Après plusieurs années d'essais, l'auteur croit avoir réussi à unir en un véritable corps de doctrines ces intéressantes considérations, relatives à la genèse des formes géographiques, dont on peut dire qu'il a été en France le plus persévérant initiateur.

PASTEUR

Histoire d'un Esprit

Par **E. DUCLAUX**

Membre de l'Institut de France, Professeur à la Sorbonne,
Directeur de l'Institut Pasteur.

1 volume in-8 de 400 pages avec 22 figures . . . . 5 fr.

EXTRAIT DE LA PRÉFACE DE L'AUTEUR

... C'est moins pour faire un panégyrique que pour en tirer un enseignement que j'ai essayé d'écrire son histoire, dans laquelle je laisse de côté tout ce qui est relatif à l'homme pour ne parler que du savant. J'ai voulu, dans l'ensemble comme dans le détail, faire la genèse de ses découvertes, estimant qu'il n'avait rien à perdre de cette analyse, et que nous avions beaucoup à gagner.

Loi des Équivalents

et Théorie nouvelle de la Chimie

Par **Gustave MARQFOY**

1 volume in-8 de XXXII-712 pages . . . . 7 fr. 50

En considérant les divers éléments du monde physique, l'auteur a été naturellement amené à étudier la matière. Comme synthèse de cette étude, il a acquis la conviction que la matière est une. En faisant, dès lors, sur la loi de la formation des corps, la seule hypothèse qui lui ait paru simple et rationnelle, il a découvert la loi naturelle qui enchaîne les équivalents de la chimie dans une formule arithmétique. Après avoir exposé la loi suivant laquelle tous les corps ont été formés, M. Marqfoy établit la théorie constitutive des corps, basée sur l'hypothèse que la matière est une. La concordance des formules et des lois trouvées par cette théorie avec les expériences de la physique et de la chimie confirment la vérité de l'hypothèse.

Leçons

DE

Chimie Biologique

NORMALE ET PATHOLOGIQUE

PAR

Armand GAUTIER

Professeur de chimie à la Faculté de médecine de Paris, Membre de l'Institut,
Membre de l'Académie de médecine.

DEUXIÈME ÉDITION

Revue et mise au courant des travaux les plus récents

Avec 110 figures dans le texte

Ces leçons complètent le Cours de Chimie de M. le professeur A. Gautier.
Elles sont publiées avec la collaboration

DE

Maurice ARTHUS

Professeur de physiologie et de chimie physiologique à l'Université
de Fribourg (Suisse).

1 *volume grand in-8° de 826 pages*. . . . . **18** fr.

Quoiqu'il ne se soit écoulé que quatre années depuis la première édition, l'auteur a dû introduire dans son livre de grands changements. Signalons, parmi les chapitres les plus modifiés, ceux relatifs aux principes albuminoïdes, aux nucléo-albumines, aux albumatoxines, aux ferments, aux ptomaïnes, à la digestion, à la coagulation du sang, à l'origine anaérobie de l'urée, à la vie chimique de la cellule, aux mécanismes des transformations des principes de l'organisme. Voulant faire de cet ouvrage un livre d'étude aussi bien que de laboratoire, M. Gautier s'est décidé, dans cette deuxième édition, à donner la biographie et à citer les sources renvoyant le lecteur, chaque fois qu'il était nécessaire, aux mémoires originaux.

SONT DÉJA PUBLIÉS

COURS DE CHIMIE MINÉRALE ET ORGANIQUE

Deuxième édition revue et mise au courant des travaux les plus récents.
2 volumes in-8°.

CHIMIE MINÉRALE

1 *volume grand in-8° de 672 pages avec 244 figures dans le texte*. **16** fr.

CHIMIE ORGANIQUE

1 *volume grand in-8° de 736 pages avec 72 figures dans le texte*. **16** fr.

Paris. — L. Maretheux, imprimeur, 1, rue Cassette. — 9909.

LIBRAIRIE GAUTHIER-VILLARS ET FILS

55, QUAI DES GRANDS-AUGUSTINS, A PARIS.

Envoi *franco* contre mandat-poste ou valeur sur Paris.

THERMOCHIMIE.
DONNÉES ET LOIS NUMÉRIQUES.

PAR

M. BERTHELOT,

Sénateur, Secrétaire perpétuel de l'Académie des Siences,
Professeur au Collège de France.

TOME I : Les lois numériques, XVII-737 pages. — TOME II : les données expérimentales, 878 pages.

DEUX BEAUX VOLUMES GRAND IN-8; 1897, SE VENDANT

ENSEMBLE........!.... 50 FR.

Extrait de la Note de M. BERTHELOT *accompagnant la présentation de son Ouvrage à l'Académie des Sciences* (séance du 8 juin 1897).

Depuis la publication de mon *Essai de Mécanique chimique* (1879), et sous l'impulsion des idées qui s'y trouvaient développées, les recherches expérimentales de Thermochimie ont pris une extension tous les jours plus considérable, dans mon laboratoire et dans ceux des autres savants, français et étrangers. En effet, j'ai poursuivi mes travaux sans relâche, et de nombreux élèves les ont continués et développés sous ma direction....

Toutefois, par une conséquence presque inévitable, ce développement rapide de la Thermochimie a fini par amener une certaine confusion.... Non seulement les résultats sont épars dans les recueils spéciaux, mais une difficulté, plus grande peut-être, est née de cette circonstance que les chiffres relatifs à la formation des combinaisons n'ont été que rarement mesurés directement.

Il était donc indispensable de revoir toutes ces valeurs. Dès lors, il fallait refaire tous les calculs, en suivant un plan uniforme, afin d'obtenir des données comparables entre elles.

J'ai cru utile, non seulement de donner les valeurs rectifiées, mais aussi d'exposer à propos de chaque nombre quelle était l'expérience spéciale dont il est déduit et quelles étaient les autres données expérimentales, à l'aide desquelles le nombre déduit de cette expérience a été calculé.

1

ENCYCLOPÉDIE SCIENTIFIQUE DES AIDE-MÉMOIRE

DIRIGÉE PAR M. LÉAUTÉ, MEMBRE DE L'INSTITUT

Collection de 250 volumes petit in-8 (30 à 40 volumes publiés par an)

CHAQUE VOLUME SE VEND SÉPARÉMENT : BROCHÉ, 2 FR. 50; CARTONNÉ, 3 FR.

Ouvrages parus

Section de l'Ingénieur

PICOU. — Distribution de l'électricité. (2 vol.).

A. GOUILLY. — Air comprimé ou raréfié. — Géométrie descriptive (3 vol.).

D WELSHAUVERS-DÉRY. — Machine à vapeur. — I. Étude expérimentale calorimétrique. — II. Étude expérimentale dynamique.

A. MADAMET. — Tiroirs et distributeurs de vapeur. — Détente variable de la vapeur. — Épures de régulation.

M. DE LA SOURCE. — Analyse des vins.

ALHEILIG. — I. Travail des bois. — II. Corderie. — III. Construction et résistance des machines à vapeur.

AIMÉ WITZ. — I. Thermodynamique. — II. Les moteurs thermiques.

LINDET. — La bière.

TH. SCHLŒSING fils. — Chimie agricole.

SAUVAGE. — Moteurs à vapeur.

LE CHATELIER. — Le grisou.

DUDEBOUT. — Appareils d'essai des moteurs à vapeur.

CRONEAU. — I. Canon, torpilles et cuirasse. — II. Construction du navire.

H. GAUTIER. — Essais d'or et d'argent.

LECOMTE. — Les textiles végétaux.

DE LAUNAY. — I. Les gîtes métallifères. — II. Production métallifère.

BERTIN. — État de la marine de guerre.

FERDINAND JEAN. — L'industrie des peaux et des cuirs.

BERTHELOT. — Calorimétrie chimique.

DE VIARIS. — L'art de chiffrer et déchiffrer les dépêches secrètes.

GUILLAUME. — Unités et étalons.

WIDMANN. — Principes de la machine à vapeur.

MINEL (P.). — Électricité industrielle. (2 vol.). — Électricité appliquée à la marine. — Régularisation des moteurs des machines électriques.

HÉBERT. — Boissons falsifiées.

NAUDIN. — Fabrication des vernis.

SINIGAGLIA. — Accidents de chaudières.

GUÉNEZ. — Décoration de la porcelaine au feu de moufle.

VERMAND. — Moteurs à gaz et à pétrole.

MEYER (Ernest). — L'utilité publique et la propriété privée.

WALLON. — Objectifs photographiques.

Section du Biologiste

FAISANS. — Maladies des organes respiratoires.

MAGNAN et SÉRIEUX. — I. Le délire chronique. — II. La paralysie générale.

AUVARD. — I. Séméiologie génitale. — II. Menstruation et fécondation.

G. WEISS. — Électro-physiologie.

BAZY. — Maladies des voies urinaires. (2 vol.).

TROUSSEAU. — Hygiène de l'œil.

FÉRÉ. — Épilepsie.

LAVERAN. — Paludisme.

POLIN et LABIT. — Aliments suspects.

BERGONIÉ. — Physique du physiologiste et de l'étudiant en médecine.

MEGNIN. — I. Les acariens parasites. — II. La faune des cadavres.

DEMELIN. — Anatomie obstétricale.

CUÉNOT. — I. Les moyens de défense dans la série animale. — II. L'influence du milieu sur les animaux.

A. OLIVIER. — L'accouchement normal.

BERGÉ. — Guide de l'étudiant à l'hôpital.

CHARRIN. — I. Les poisons de l'urine. — II. Poisons du tube digestif. — III. Poisons des tissus.

ROGER. — Physiologie normale et pathologique du foie.

BROCQ et JACQUET. — Précis élémentaire de dermatologie (5 vol.).

HANOT. — De l'endocardite aiguë.

WEILL-MANTOU. — Guide du médecin d'assurances sur la vie.

LANGLOIS. — Le lait.

DE BRUN. — Maladies des pays chauds. (2 vol.).

BROCA. — Tumeurs blanches des membres chez l'enfant.

DU CAZAL ET CATRIN. — Médecine légale militaire.

LAPERSONNE (DE). — Maladies des paupières et des membranes externes de l'œil.

KŒHLER. — Applications de la photographie aux sciences naturelles.

BEAUREGARD. — Le microscope.

LESAGE. — Le choléra.

LANNELONGUE. — La tuberculose chirurgicale.

CORNEVIN. — Production du lait.

J. CHATIN. — Anatomie comparée (4 v.).

ENCYCLOPÉDIE SCIENTIFIQUE DES AIDE-MÉMOIRE

Ouvrages parus

Section de l'Ingénieur

BLOCH. — Eau sous pression.

DE MARCHENA. — Machines frigorifiques (2 vol.).

PRUD'HOMME. — Teinture et impression.

SOREL. — I. La rectification de l'alcool. — II. La distillation.

DE BILLY. — Fabrication de la fonte.

HENNEBERT (C¹). — I La fortification. — II. Les torpilles sèches. — III. Bouches à feu. — IV. Attaque des places. — V. Travaux de campagne. — VI. Communications militaires.

CASPARI. — Chronomètres de marine.

LOUIS JACQUET. — La fabrication des eaux-de-vie.

DUDEBOUT et CRONEAU. — Appareils accessoires des chaudières à vapeur.

C. BOURLET. — Bicycles et bicyclettes.

H. LÉAUTÉ et A. BÉRARD. — Transmissions par câbles métalliques.

DE LA BAUME PLUVINEL. — La théorie des procédés photographiques.

HATT. — Les marées.

H. LAURENT. — I. Théorie des jeux de hasard. — II. Assurances sur la vie.

C¹ VALLIER. — Balistique (2 vol.). Projectiles. Fusées. Cuirasses (2 vol.).

LELOUTRE. — Le fonctionnement des machines à vapeur.

DARIÈS. — Cubature des terrasses et mouvement des terres.

SIDERSKY. — Polarisation et saccharimétrie.

NIEWENGLOWSKI. — Applications scientifiques de la photographie.

ROCQUES (X.) — Analyse des alcools et eaux-de-vie.

MOESSARD. — Topographie.

BOURSAULT. — Calcul du temps de pose en photographie.

SEGUELA. — Les tramways.

LEFEVRE (J.). — I. La Spectroscopie. — II. La Spectrométrie. — III. Éclairage électrique. — IV. Éclairage aux gaz, aux huiles, aux acides gras.

BARILLOT (E.). — Distillation des bois.

MOISSAN et OUVRARD. — Le nickel.

URBAIN. — Les succédanés du chiffon en papeterie.

LOPPÉ. — I. Accumulateurs électriques. — II. Transformateurs de tension.

ARIÈS. — Chaleur et énergie.

FABRY. — Piles électriques.

HENRIET. — Les gaz de l'atmosphère.

DUMONT. — Électromoteurs.

MINET (A.) — L'Électro-métallurgie.

DUFOUR. — Etude d'un tracé de chemin de fer

Section du Biologiste

CASTEX. — Hygiène de la voix parlée et chantée.

MERKLEN. — Maladies du cœur.

G. ROCHÉ. — Les grandes pêches maritimes modernes de la France.

OLLIER. — I. La régénération des os et les résections sous-périostées. — II. Résections des grandes articulations.

LETULLE. — Pus et suppuration.

CRITZMAN. — Le cancer.

ARMAND GAUTIER. — La chimie de la cellule vivante.

SÉGLAS. — Le délire des négations.

STANISLAS MEUNIER. — Les météorites.

GRÉHANT. — Les gaz du sang.

NOCARD. — Les tuberculoses animales et la tuberculose humaine.

MOUSSOUS. — Maladies congénitales du cœur.

BERTHAULT. — Les prairies (2 vol.).

TROUESSART. — Parasites des habitations humaines.

LAMY. — Syphilis des centres nerveux.

RECLUS. — La cocaïne en chirurgie.

THOULET. — Océanographie pratique.

HOUDAILLE. — Météorologie agricole.

VICTOR MEUNIER. — Sélection et perfectionnement animal.

HÉNOCQUE. — Spectroscopie du sang.

GALIPPE ET BARRÉ. — Le pain (2 v.).

LE DANTEC. — I. La matière vivante. — II. La Bactéridie charbonneuse. — III. La Forme spécifique.

L'HOTE. — Analyse des engrais.

LARBALÉTRIER. — Les tourteaux. Résidus industriels employés comme engrais (2 vol.).

LE DANTEC ET BÉRARD. — Les sporozoaires.

DEMMLER. — Soins à donner aux malades.

DALLEMAGNE. — Études sur la criminalité (3 vol.).

BRAULT. — Des artérites (2 vol.).

RAVAZ. — Reconstitution du vignoble.

EHLERS. — L'Ergotisme.

BONNIER. — L'oreille (3 vol.).

DESMOULINS. — Conservation des produits et denrées agricoles.

LOVERDO. — Le ver à soie.

DUBREUILH et BEILLE. — Les parasites animaux de la peau humaine.

KAYSER. — Les levures.

COLLET. — Troubles auditifs des maladies nerveuses.

GASSER. — Analyse des eaux potables